你并不孤单

——和乳腺癌康复专家一起迎接更好的自己

汤立晨　高天昊　裘佳佳　主编

上海科学技术文献出版社

Shanghai Scientific and Technological Literature Press

图书在版编目（CIP）数据

你并不孤单：和乳腺癌康复专家一起迎接更好的自己 / 汤立晨，高天昊，裘佳佳主编. —上海：上海科学技术文献出版社，2022

ISBN 978-7-5439-8660-2

Ⅰ.①你… Ⅱ.①汤…②高…③裘… Ⅲ.①乳腺癌—康复 Ⅳ.① R730.9

中国版本图书馆 CIP 数据核字（2022）第 163656 号

责任编辑：李 莺 付婷婷 栾 鑫 刘蔓仪
封面设计：周 婧

你并不孤单——和乳腺癌康复专家一起迎接更好的自己
NI BINGBU GUDAN: HE RUXIAN'AI KANGFU ZHUANGJIA YIQI YINGJIE GENGHAO DE ZIJI
汤立晨 高天昊 裘佳佳 主编
出版发行：上海科学技术文献出版社
地 址：上海市长乐路 746 号
邮政编码：200040
经 销：全国新华书店
印 刷：商务印书馆上海印刷有限公司
开 本：710mm×1000mm 1/16
印 张：14.5
字 数：206 000
版 次：2022 年 10 月第 1 版 2022 年 10 月第 1 次印刷
书 号：ISBN 978-7-5439-8660-2
定 价：75.00 元
http://www.sstlp.com

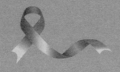

鸣谢
妍康沙龙患者互助会
志愿者们的踊跃投稿！

编 委 会

名誉主编

沈镇宙　邵志敏　吴 炅

主 编

汤立晨　高天昊　裘佳佳

编委会成员

（按照姓氏拼音排序）

侯胜群　李园园　陆蓉蓉　沈 周
薛赟资　张莹莹　朱富忠

审 校

李 平　徐旖炜

插 图

郑怡季

编者的话

　　最新数据显示,全球每年乳腺癌的新发病例数已经超过226万例,我国每年乳腺癌的新发病例数也超过了40万例。在逐年上升的高发病率背后,是乳腺癌的治疗效果越来越好的事实。来自复旦大学附属肿瘤医院乳腺外科的数据显示,经治的早期乳腺癌的5年生存率已经达93.8%,比肩发达国家的同期生存数据,甚至更优,换句话说,我国乳腺癌患者所接受的治疗水平和所达到的治疗效果都是国际一流的。我国乳腺癌的现患人数超过250万人,也间接说明了乳腺癌已经成为可防可治的常见病与慢性病,乳腺癌再也不是人们谈之色变的传统意义上的恶性肿瘤。

　　在生存率提高的同时,乳腺癌患者生活质量的提高日益受到关注。他们*需要承受诊断所带来的压力,他们需要面对治疗所带来的不适,他们可能经历随访前的不安,他们可能承受更多来自家庭、社会的压力。所以,他们更需要得到呵护,他们更应该拥有幸福。

---

*乳腺癌患者亦有男性。

　　《你并不孤单——和乳腺癌康复专家一起迎接更好的自己》一书问世,作为妍康沙龙的主管医生与康复团队,编者想通过这本书传递给读者的信息是,得了乳腺癌,你不是孤身一人,妍康沙龙与你同在、医护与康复专家与你同在、众多的兄弟姐妹也与你同在,他们都将会为你的未来加油鼓劲,为你的康复保驾护航。

　　本书集合了众多乳腺癌领域及康复护理领域的资深专家,梳理临床诊治尤其是康复过程中患者提问频率最高的话题,采用一问一答的形式,同时也收集了兄弟姐妹们的康复心得和就医分享,供兄弟姐妹们参考,为兄弟姐妹们的康复助力。

　　编者在此也要一并感谢医院和科室领导的支持与鼓励、康复团队所有成员的辛勤与努力、出版社编辑老师们的协作与助力,更要感谢的是所有乳腺癌患者的关注与信任,尤其是妍康沙龙患者互助会的志愿者们,你们是最棒的!

　　《你并不孤单——和乳腺癌康复专家一起迎接更好的自己》,在乳腺癌的康复之路上,我们同行!

妍康沙龙简介

　　"妍康沙龙"经著名肿瘤专家沈镇宙教授倡议,由香港慈善家夏丽君女士资助,于2003年8月8日正式成立,是上海市复旦大学附属肿瘤医院乳腺外科、上海市乳腺癌临床医学中心共同主办的乳腺癌患者的康复俱乐部。

　　沙龙会员主要是在本院治疗的乳腺癌患者,迄今已将近10万人。妍康沙龙是我国首家由医院创办的癌症康复俱乐部,以"关爱、支持、互助,促进康复"为宗旨,依托本院的专业实力,从专业的角度,给乳腺癌患者以支持、指导和帮助;同时建立一个医患之间、患者之间互相交流的平台,从而积极地促进患者的康复。

　　患者或家属可以通过微信公众号"妍康e随访"或电子邮箱bcr2018fduscc@163.com联络我们。

沈镇宙教授寄语

乳腺癌已经成为全球范围内发病率最高的恶性肿瘤，乳腺癌作为"半边天"的头号肿瘤杀手，日益严重地威胁着女性的健康生活和家庭幸福。

近年来，随着乳腺癌临床诊疗水平的提高和乳腺癌筛查的普及，在乳腺癌生存率得到迅速提高的同时，患者的康复水平也愈发受到关注，患者的生活方式深远地影响着其预后和生存质量。

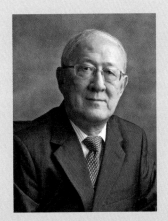

沈镇宙教授

作为我国最早实施肿瘤登记报告的城市，自2002年起，上海肿瘤登记报告覆盖本市人口比例已达到100%。上海恶性肿瘤发病率虽高，但死亡率并不高，这得益于上海完善的医疗服务以及较高的诊断水平；对于肿瘤的控制，上海也成功地学习了其他国家的经验，大力推广社区居民肿瘤筛查项目，将重点放在预防、筛查上，显著地提高了患者生存康复水平。

与此同时，复旦大学附属肿瘤医院作为国内推进乳腺癌康复事业的先行者，2003年设立乳腺癌"医、护、患"三位一体的康复组

　　织妍康沙龙康复俱乐部，积极搭建医患之间的交流平台，依靠网络发展至今，注册会员人数已将近10万人，影响力巨大，生存率领先全国。复旦大学附属肿瘤医院倡导的乳腺癌康复旅程，提倡患者全方位、全周期管理，帮助患者实现康复和回归正常生活的目标，又将乳腺癌患者康复工作提升到了一个更高的平台，为改善乳腺癌患者的生存和生活质量迈出了新的一步。

　　《你并不孤单——和乳腺癌康复专家一起迎接更好的自己》的出版，是对患者关爱的进一步体现，是对乳腺癌康复的进一步探索。编者总结了数百条患者最关心的问题，包括众多康复之路上稳健前行的患者分享的经验与感悟，都为正在康复之路上彷徨的患者提供了有力的支持。

　　你并不孤单，一路前行，有我们相伴！

邵志敏教授寄语

根据世界卫生组织发布的全球最新数据,2020年全球新发癌症病例1 929万例,其中乳腺癌新发病例226万例,占全球新发癌症病例总量的11.7%,占女性癌症新发病例总数的24.5%。同期全球女性乳腺癌死亡病例68.5万例,居女性癌症发病及死亡病例总人数的首位。乳腺癌是危害全球女性生命健康的第一大癌症。

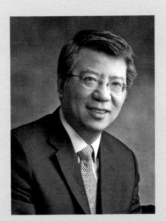

邵志敏教授

乳腺癌的发生率虽然逐年提高,但近几十年来乳腺癌的诊疗发展也是翻天覆地,手术从几十年前切除胸大、小肌的乳腺癌根治术甚至扩大根治术,发展到如今保留乳房同样能治愈乳腺癌的保乳术和能重建乳房的乳房重建术,让乳腺癌患者的形体美得到最大限度的保留。乳腺癌综合治疗手段更是突飞猛进,在常规化疗、内分泌治疗的基础上,靶向治疗、免疫治疗等基于精准医学的诊疗手段的综合运用,使得乳腺癌患者的生存预后得到了显著改善。复旦大学附属肿瘤医院乳腺癌患者的生存数据已经和欧美发达国

家持平甚至更好，我们还在不断努力。

中国乳腺癌早期患者的5年生存率已提升至83.2%，换句话说，绝大部分的乳腺癌患者获得了良好的生存率，而与之相匹配的是生活质量的同步提高。

2003年，我的老师、复旦大学附属肿瘤医院终身教授沈镇宙教授倡议并建立了国内第一个医护患三位一体的乳腺癌患者支持组织——"妍康沙龙"，旨在促进对乳腺癌患者的关爱，并促进乳腺癌患者的康复，帮助乳腺癌患者早日走出疾病阴霾；同时通过倡导健康的生活方式，进一步为乳腺癌患者的生理、心理、社会功能的全面康复做出不懈努力。

汤立晨医生与她的康复团队在患者管理及患者康复领域花费了大量的精力，付出了相当多的努力。《你并不孤单——和乳腺癌康复专家一起迎接更好的自己》是他们想向所有乳腺癌患者传递的信息，也是众多乳腺癌患者康复后想要和大家分享的，大家悉心体味，一定会有所收获与感悟！

吴炅教授寄语

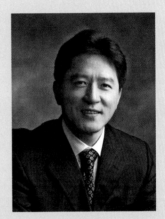

吴炅教授

　　乳腺癌的诊疗在过去半个世纪中的快速发展大家有目共睹，乳腺癌早期患者的5年生存率超过80%，其中Ⅰ期患者的5年生存率甚至超过90%，乳腺癌在一定程度上已可以被称为慢性病。生存率的提高也必定对应着更高的生活质量需求，乳腺癌患者的伴随疾病和患者生活质量也成为乳腺癌患者"慢病"管理中最值得关注的问题。

　　"妍康沙龙"关注乳腺癌患者的功能康复、心理健康、心血管和骨健康管理等领域，让乳腺癌患者生存期延长的同时，所伴随的疾病也获得及时有效的诊断与治疗，患者的生存质量亦能得到显著提高。

　　今天，我们更加关注乳腺癌患者的康复状态。乳腺癌患者罹患癌症是不幸的，他们会面对从生理到心理、从形体到生育、从家庭到社会等各方面的问题，我们期待能通过乳腺癌康复的临床管理与科普宣传，共同为乳腺癌患者的康复助力，并通过同辈支持与

分享,促进患者和团体间的交流、学习与合作。

《你并不孤单——和乳腺癌康复专家一起迎接更好的自己》的成功出版,是汤立晨医生和她的康复团队对"健康中国2030规划"所提出的"全方位、全周期保障人民健康"这一国策的身体力行。我们要让更多乳腺癌患者从癌症中活下来的同时,活得更健康,活得更有质量。期待并祝愿每一位乳腺癌患者在癌症被治愈的同时,回归更好、更健康的生活!

胡 歌 寄 语

作为乳腺癌防治的爱心宣传大使，我看到《你并不孤单——和乳腺癌康复专家一起迎接更好的自己》出版在即，心头一股暖流。因为我知道，正如书名——"你并不孤单"，"不孤单"是所有乳腺癌患者期望的。病魔袭来他们可能心生畏惧，但他们绝不是孤军奋战。

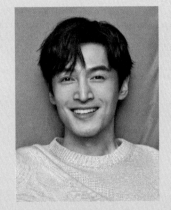

知名演员胡歌

作为乳腺癌患者家属，有着近30年陪同母亲抗癌的历程，我能够感受到母亲从诊断初期因未知而惶恐不安，到后来镇定自若地配合治疗，很大程度上是因为有医生和护士的指导、有家人和朋友的支持、有病友与社会的关心，这种陪伴无时无刻不在告诉我母亲，你并不孤单，你是被关爱着的。

在诊疗和康复的道路上，乳腺癌患者和家属们忐忑不安，疑云满腹，心中像有"十万个为什么"，而此书就是全方位地解答他们在康复中众多的疑问和困惑的。本书由妍康沙龙专家团队精心打磨而成，书中囊括了六大类、二百余个乳腺癌患者康复期最关心的话题，阅读本书，能让他们的生活质量得到更进一步的提升。

　　同时，本书也汇编了十余位病友的康复经验与心路历程，将同辈支持的理念与实践进一步延伸，每一个故事都令我感动，每一位患者都让我钦佩，更让我怀念母亲的坚韧不屈与乐观豁达。

　　罹患乳腺癌可能会给一个家庭带来难以估量的打击，但是作为患者和患者家属，我们并不孤单，相信在复旦大学附属肿瘤医院和妍康沙龙专家团队以及病友志愿者的共同努力下，最终能走入本书一直传达的理念：乳腺癌不再可怕，乳腺癌可防可治，乳腺癌康复在即！

　　我们并不孤单，因为有你，我们无往不利！

目 录

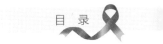

第二章
生活还将继续

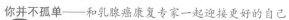

第三章
淋巴水肿防治

第四章
日常饮食宜忌

第五章
重新绽放美丽

第六章
心理感受万千

第一章

治疗随访不间断

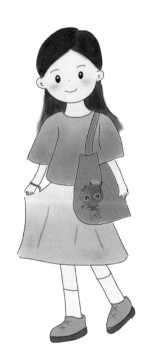

1 乳腺癌是否可以治愈？

随着治疗手段的日新月异，乳腺癌的治疗已经从"谈癌色变"的时代发展为慢病管理的时代，早期乳腺癌的生存率越来越高，尤其是原位癌的治愈率将近100%，Ⅰ期乳腺癌的10年生存率也超过95%，因此乳腺癌的长期生存再也不是空谈。我们在临床上遇到的患者，20～30年后来找医生随访的大有人在，因此，前途是光明的。但是，我们建议大家既要记得自己是患者，也要忘记自己是患者，也就是说，要注重健康生活方式和规范治疗随访，同时也不要过度紧张和焦虑，这样才能真正拥抱乳腺癌的慢病管理时代，做到身心的双重治愈。

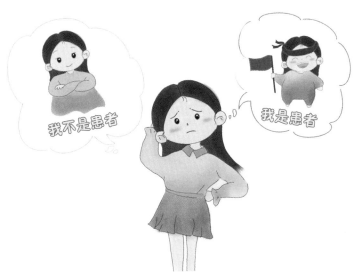

记得自己是患者，也要忘记自己是患者

2 复查随访也有小窍门，如何安排门诊就诊最有效率？

复查随访的目的是确定肿瘤有否复发转移和对治疗不良反应的及时处理，因此需要医生的协助和患者的努力。患者的努力最为紧要，也就是要结合自己的实际情况来安排就诊。绝大多数医院都具备了网上预约就诊号和预问诊的功能（提前告知医生你的就诊诉求）。首先要找到一个可以开具检查的科室（例如复旦大学附属肿瘤医院专门为复查患者开设的乳腺癌复查配药门诊或者互联网门诊）进行近况的汇报和检查单的开具和预约，必要时请医生判断是否需要加做一些特殊的检查；按照预约时间进行检查后，安心等待所有报告齐备后，再次挂号门诊请医生进行专业报告解读并给予适当的医学指导，如此这般，复查轻松搞定。怎么样，复查随访是不是易如反掌？

③ 术后复查门诊时如何和医生沟通？

首先，看门诊时请千万不要紧张或激动，有些患者看到医生就忘记了想表达的内容。请平静地拿出准备好的患者日记（小本子或者手机备忘录等均可），告诉医生这个随访周期里的状态，并提出问题，比如有没有漏服药物，有没有什么不舒服的症状，有没有想知道的问题。医生一般会对录音、录像之类的举动颇为敏感，所以如果必要，患者可以拿出小本本记录下医生所讲的特殊记忆点和医嘱，以便离开诊室后还能记得。

患者日记结构举例如下：

时　间	症状及事件记录	感受与评估	问　题
2021年5月27日	10—12时化疗，化疗推针时感觉嗓子冒烟儿、口干、恶心	特别想吐	我该怎么减轻症状？
2021年5月28日	7—10时呕吐3次，口服止吐药1次	口服止吐药后稍缓解	能不能提前预防？
2022年5月20日	关节酸痛，晨僵，漏服1片内分泌药	轻微影响日间活动，活动后稍好转	有何方法缓解？钙片怎么吃？

④ 术后复查频率一般是多久进行一次？

乳腺癌术后的复查往往需要遵循一定规律（虽然遵循的原则看上去有点

可怕,但还是要提出:要顺应肿瘤复发的特征):往往在术后2～3年或5年左右是高峰,因此术后2年内一般推荐3个月随访1次,术后3～5年每6个月随访1次,5年后可以每年随访一次。

但是复查随访不能拘泥于定式,例如特别早期的乳腺原位癌可以酌情延长复查时间到半年或1年1次,而复发风险较高的患者如淋巴结转移较多则需要更频繁并长期地进行随访,一旦有不明原因的不适感可以咨询你的医生及时就诊,不必等3个月之久。

⑤ 为什么要进行术后复查随访?

手术开完刀不是肿瘤治疗的终点,而是复查随访的起点。在临床工作中,我们会碰到个别患者在术后十几年甚至二三十年后发生局部复发、对侧乳腺癌乃至远处转移的情况,因此,定期复查随访的第一个目的是检查乳腺癌是否被控制良好,是否存在复发转移的迹象,提升生命长度。此外,乳腺癌患者的术后往往需要众多综合治疗,即便没有治疗,也会存在众多乳腺癌手术后的后遗症状与伴随疾病,因此,定期复查随访的另一个目的就是提高生存质量,例如乳腺癌术后局部是否有不适或者活动障碍,保乳或者重建术后的外形是否令人满意,用内分泌药物治疗期间是否存在不良反应,社会功能或者家庭关系是否需要支持,等等。总之,复查随访是生理、心理、社会等全方位的随访。

⑥ 担心化疗的不良反应太大不敢化疗怎么办?

近年来,乳腺癌的化疗方案发展的同时,降低化疗毒副作用的辅助用药也有了极大的进步,比如防治过敏、防治呕吐、保护胃黏膜、保护心脏等辅助药物的应用,极大改善了乳腺癌患者化疗的耐受性和生存质量。建议化疗前与医生充分沟通既往的基础疾病和对化疗的担忧,并根据医生建议使用合适的辅助用药来降低毒副作用。

同时，心理准备也十分重要，可以通过提前心理建设、分散注意力、避免暗示等方法降低对化疗的恐惧，必要时可求助心理医生进行心理治疗。相信每一位患者都可以顺利度过化疗期。本书后续的内容也会介绍一些防治化疗不良反应的小窍门（见第一章7～15问）来协助大家顺利度过化疗期。

7 化疗过程中是否有必要使用卵巢功能抑制剂保护生育功能？

化疗药物尤其是烷化剂、铂类等药物对卵泡细胞的影响相对较大，绝经前乳腺癌患者化疗后一年内闭经的比例可高达约30～70%，且年纪越大月经恢复的可能性越小。有研究表明，化疗同期应用卵巢功能抑制剂的患者化疗后月经恢复的比例更高，闭经率更低。换句话说，对于绝经前需要化疗的患者，化疗前就开始使用卵巢功能抑制剂，可以降低体内调节卵巢功能的激素（卵泡刺激素与黄体生成素）的水平，让卵巢处于相对休眠状态，从机制上保护了"还未出生的"卵细胞不受药物的伤害，但其对生育能力保留的作用还有待更多的数据支持。某些患者应用了卵巢功能抑制剂可能会有短期潮热、盗汗等不良反应，这其实就代表了卵巢功能受到了抑制，药物起作用了。值得一提的是，此类药物在化疗期间的应用不会有明显的不良反应，是安全可靠的。

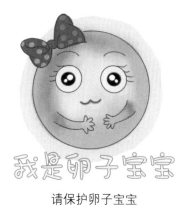

请保护卵子宝宝

8 化疗都会脱发吗，我该怎么应对？

一般而言，化疗药针对的是增殖分裂比较快的肿瘤细胞，而正巧毛囊、消化道等部位的细胞也是相对生长代谢比较快的。因此，无论脱发程度轻重，患者在化疗药物使用后的1～2周都会逐步开始出现不同程度的脱发。然而,脱发本身并不影响治疗效果,也不会导致其他的并发症,需要做的只是及时清理脱落的毛发(有时候甚至包括眉毛和其他部位的毛发)并保持皮肤清洁,防止毛囊感染即可。此外,尽可能使用中性洗发水,并且不要过度抓挠头皮。很多患者也会提前准备好适合自己的假发或者漂亮的丝巾,从而提高生存质量。当然,化疗结束后,甚至在化疗的后半程,头发就会如雨后春笋般恢复生长,各位大可放心。

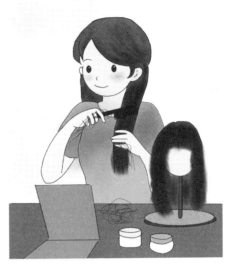

化疗期间提前准备好合适自己的假发或者漂亮的丝巾

9 化疗都会恶心、呕吐吗,我该怎么应对?

一般而言,化疗药物导致的恶心、呕吐按照作用部位分为中枢性和外周性,或者按照时间分为急性、亚急性和慢性,甚至还有迟发性或者心因性;换句话说,有些患者的恶心、呕吐是因为害怕化疗导致的。因此,应对恶心、呕吐的发生首先要建立治疗信心,不能因为听别人说而三人成虎,还没做化疗就吓得腿软。其次,高致吐性的化疗方案如含有蒽环类或者顺铂类的方案,在开处方的时候,医生往往已经帮你考虑到预防恶心、呕吐的问题了,只需要遵医嘱使用预防恶心、呕吐的必要药物即可。如果还是出现很严重的恶心、呕吐甚至脱水,也要及时联系你的医生进行对症支持治

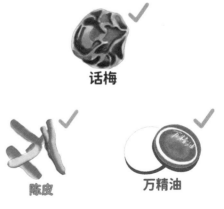

这些可以一定程度上辅助缓解恶心呕吐

7

疗。当然,饮食也需要营养均衡,避免辛辣、生冷、刺激,必要时可使用膳食补充剂。相信有医生的保驾护航和生活饮食上的谨食慎饮,化疗的恶心、呕吐都能有所缓解。当然,如果需要做一些准备的话,可以带一些平时爱吃的话梅、陈皮,或者万金油之类,用以调节味觉和嗅觉的异常,同时也可以备着一个呕吐袋以备不时之需。

⑩ 化疗后感觉手脚麻木,我该怎么应对?

首先手足麻木需要排除脑部疾病,如果是因为化疗药物所导致的外周神经毒性,可以考虑使用甲钴胺、维生素 B 等药物对症支持,生活中也需要保护皮肤,避免接触太冷太刺激的物品,同时要防止热水袋、暖宝宝等保暖物品温度太高而导致的烫伤。在手脚麻木的症状不影响生活的情况下不必太过紧张,慢慢适应,部分患者症状会逐步缓解,我们也可以通过适当的轻微刺激,比如木梳轻轻拍打、梳理指尖来给到神经一个适应过程,让麻木的感觉不那么恼人。

⑪ 化疗后明显变胖了,我该怎么应对?

化疗后体重的变化是很常见的,但一般不会有显著变化。如果化疗期间因为饮食摄入过少导致体重明显减轻,那么就需要及时补充营养,减少体重流失。如果有明显体重增加,大多是化疗药物的不良反应所致或运动减少所致,所以首先要区分是否为化疗药物不良反应所致。乳腺癌患者的化疗方案中,往往使用紫杉醇或多西他赛的患者需要用激素,同时也存在水钠潴留引发迟发性水肿可能,因此在排除心脏或肾功能异常等情况后,可基本确认为化疗所致。这种水肿一般不用任何治疗,在半年内基本可以自行恢复,必要时可以短期使用利尿剂来缓解症状。如果是因为吃得多、动得少,则建议均衡饮食,适当运动,以应对体重的巨大变化(运动建议详见第二章相关内容)。

12 化疗都已经完成了但白细胞还是不正常,我该怎么办?

一般而言,放化疗后发生骨髓抑制是正常的,不过功能正常的骨髓会在放化疗后逐步自行恢复。的确有部分接受了放化疗的患者,在放化疗结束后很长一段时间里骨髓功能都无法恢复到放化疗前的水平。建议此类患者在必要时可适当应用骨髓支持药物刺激骨髓增殖,如持续无法恢复可至血液科会诊。有的患者终身无法完全恢复,但只要免疫功能正常,则不用过多干预,定期随访即可。

13 化疗后觉得自己记忆力变差了,我该怎么办?

化疗药物对神经系统的影响往往表现为外周神经系统和中枢神经系统两类。前文提到的手足麻木是外周神经系统的反应,而记忆变差、反应变慢则是中枢神经系统影响所致。我们可以通过一些思维训练来尽可能训练大脑的处理速度和记忆能力,多动脑筋多记忆,并依赖记事本等手段进行记录。目前尚无有效药物针对"化疗脑",部分药物尚在临床研究中。当然,不要因为记忆力差了就给自己随意贴标签,自信的人永远是最美的!

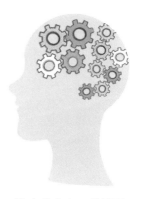

没事儿来点思维训练

14 靶向治疗后总是拉肚子,我该怎么办?

部分靶向药物如拉帕替尼、吡洛替尼、奈拉替尼、CDK4/6抑制剂等药物会存在腹泻等不良反应,首先在用药前应当了解该类药物的常见反应,不必过度紧张焦虑。用药时可配合洛哌丁胺等止泻药进行预防或者辅助治疗。如腹泻症状不严重,24小时内次数少于5次又不存在明显乏力、口干,精神状态也比较好,则不必过多干预,注意饮食卫生且容易消化即可。如腹泻次数较多尤其是24小时内超过5次,乏力、口干等症状较为严重时,则建议暂停靶向药物,就诊排除感染性腹泻并尽快应用止泻药物、补液补电解质等对症治疗,待腹泻控制后可恢复用药并配合预防性止泻治疗,必要时减量治疗。

15 乳腺癌化疗过程中指甲发黑、皮肤瘙痒,甚至发生皮疹了,我该怎么办?

一部分患者在接受了乳腺癌的综合治疗,尤其是化疗后会发生不同程度的指甲发黑、皮肤瘙痒甚至皮疹,原因是多样化的,其中一个主要原因是各类药物使用后影响了机体的生理状态,皮肤(包括指甲)是人体的第一道免疫屏障,表皮细胞又是代谢旺盛的细胞,因此,它们会受到全身治疗的较大影响,肤色暗沉、指甲发黑都是代谢影响惹的祸,待完成化疗后的几个月内也会逐步恢复,不用过度担心。

针对皮肤和指甲的变化,我们能做的:首先,是了解药物常见的不良反应,如存在皮肤不良反应,我们需要更细腻地关注皮肤的变化。其次,要注重日常皮肤的保湿及护理,皮肤的水油平衡是维持皮肤生理状态最重要的条件,一旦缺水,皮肤会变得更加脆弱。再次,要保护皮肤的完整性,换句话说尽可能不要有破损,否则也会导致皮肤屏障功能的损害。最后,保证睡眠和营养,保持良好的心情,皮肤状态会给你最真实的反馈哦!

当然,上述症状的处理结果因人而异,我们要及时听取医生的建议,不能一概而论。如果短时间内发生了范围较广、症状较重的皮疹或者瘙痒,建议及时到相应专科进行就诊,及时获取医生的帮助。

16 化疗或靶向治疗后为什么要查心脏功能?

蒽环类化疗药物(比如表柔比星、阿霉素)可能会导致心脏的不可逆损伤,而抗HER2靶向治疗过程中也有可能会导致左心收缩功能的下降。因此,化疗期间监测心电图、抗HER2靶向治疗过程中通过心脏彩超监测心功能是十分必要的。一旦发现化疗过程中心电图异常,需要暂停化疗,进行心功能详细检测。而靶向治疗过程中的左心射血分数(LVEF)下降需要和基线相比较,如果LVEF有超过16%的下降,或者LVEF降低到55%以下且较基线下降10%的话,则需要暂停靶向治疗,4~8周内复测,恢复后才能继续使用靶向药物;如持续8周以上不能恢复,或者3次因为心脏原因而暂停药物时,则建议永久停用靶向药物。

17 内分泌药饭前吃好还是饭后吃好?

一般所提到的饭前吃还是饭后吃,指的是饭前半小时以上空腹吃还是饭后半小时以上饱腹吃,大多数内分泌药物对胃黏膜都会有不同程度的刺激,且胃内空腹状态pH过低会导致药物代谢过快,因此推荐饭后服药。只有少部分需要快速吸收的药物,比如补剂、肠胃推动药、泻药等,饭后服用会影响吸收,因此更推荐在饭前服用。内分泌药物本身饭前饭后吃都可以,但对于胃肠道比较敏感的患者不建议空腹吃,更不要掰碎吃,因为可能导致消化道刺激。相比饭前吃还是饭后吃,更为关键的是需要每天记得吃,建议在手机里设定两个闹钟,万一第一个提醒没来得及吃药的话,第二个闹钟也会起到补偿作用,然后在提醒里打钩完成,帮助你定期按时服药而不会漏服或者错服。

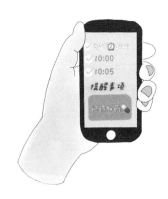

内分泌服药容易忘? 设定闹钟小助手

18 内分泌治疗期间,晨起手指关节僵硬、酸痛怎么办?

这种现象发生率很高,超过七成的患者不同程度发生关节不适。我们知道,内分泌治疗的作用是减少雌激素的产生、降低雌激素的作用,因此关节、骨骼可能因激素抑制、失去激素保护而产生不良反应。大多数患者的僵硬和酸痛感在活动后可以得到明显缓解,而极少一部分患者的症状持续且不易缓解,建议可适当使用非甾体类消炎药缓解症状,确保内分泌用药的同时保证生活质量。含氨糖软骨素的补充剂也可适当使用来缓解关节软骨的炎症和老化,对保护关节面也有一定好处。

(19) 内分泌治疗会不会导致骨质疏松?

前文提到,内分泌治疗的作用是减少雌激素的产生、降低雌激素的产生速度,而在骨代谢的过程中雌激素能够起到促进和协同作用,因此芳香化酶抑制剂、卵巢功能抑制剂等内分泌药物都会诱导低雌激素状态从而导致骨形成减弱,间接促进骨破坏而最终导致骨质流失甚至骨质疏松。而他莫昔芬、托瑞米芬具有弱拟雌激素作用,相较芳香化酶抑制剂等药物所导致的骨流失和骨质疏松发生率较低。值得一提的是,女性患者由于年龄的增长,本身卵巢功能和骨量就在流失和退化过程中,因此骨质疏松不只是内分泌治疗患者需要关注,中青年女性也要及早关注哦!

(20) 内分泌治疗期间要不要进行预防性骨保护治疗?

100名乳腺癌患者中99名都是女性,而女性又是骨流失的高危人群。一般而言,30~40岁以后,女性的骨密度峰值一过,骨密度就缓慢下降(每年1%的速度),绝经后雌激素对骨的保护力更加减弱,因此抛开乳腺癌不谈,女性本身就是需要关注骨密度的重点人群。叠加上乳腺癌的因素,化疗、内分泌治疗等全身治疗可能对于患者的卵巢功能和雌激素水平有着更加直接的影响,对骨密度又是沉重的打击。因此,对于

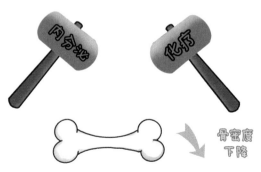

绝经后或使用卵巢功能抑制剂的女性骨密度每年都会大幅下降,需要考虑骨保护治疗哟

低雌激素状态的乳腺癌患者(使用卵巢功能抑制疗法或第三代芳香化酶抑制剂者)来说,都有必要进行骨保护治疗来降低骨不良事件的发生(例如脆性骨折甚至骨事件导致的死亡)。如果是绝经前常规内分泌治疗的患者,可以根据年龄、骨量多少、骨流失快慢以及基础疾病等因素来决定是否必要进行预防性骨保护治疗。

当然,对于有骨转移的乳腺癌患者,我们推荐每月一次进行常规的骨保护治疗来预防病理性骨折的发生。

㉑ 内分泌治疗期间需要补钙吗? 怎么补?

骨流失是持续存在的,不只是接受内分泌治疗期间的患者,无须内分泌治疗的女性患者因为年龄增长的关系,也有可能需要补钙。指南常规推荐,绝经前患者每天基础摄入1 000毫克钙(包括饮食摄入)并且补充400~800国际单位维生素D,绝经后患者每天可摄入1 000~1 200毫克钙(包括饮食摄入)并且补充800~1 200国际单位维生素D。同时,建议定期检测血清骨代谢指标及骨密度,及时调整饮食及补钙方案。

阶　段	推荐摄入钙量(含饮食)	推荐摄入维生素D量(含饮食)
绝经前患者	1 000毫克/天	400~800国际单位
绝经后或卵巢功能抑制患者	1 200毫克/天	800~1 200国际单位

㉒ 内分泌治疗期间为什么需要监测血脂?

乳腺癌患者本身进行的化疗、内分泌治疗等可能降低雌激素水平的治疗方法,也会间接降低雌激素对血脂代谢的保护作用,而长期血脂升高又直接与心脑血管事件、脂肪肝的发生风险和其他代谢性疾病的患病率相关。

据美国一项针对老年乳腺癌患者的研究显示,乳腺癌患者心脑血管事件的死亡率已经超过了乳腺癌本身所导致的乳腺癌死亡率。因此,我们不愿意看到辛苦拯救的生命又被高血脂所导致的其他疾病夺走。所以,我们对血脂异常的态度是:预防胜于治疗!

(23) 内分泌治疗期间如何调整血脂?

内分泌治疗导致血脂异常的发生率超过70%,乳腺癌患者关注血脂异常十分重要。要保持健康的生活方式,我们需要做到以下几点:饮食方面减少饱和脂肪酸和胆固醇的摄入(比如少吃奶油、动物内脏、肥肉、椰子油之类),运动方面坚持规律运动,控制标准体重(BMI是体重除以身高的平方,数值在18.5～23.9称为标准体重指数,大于24则为超重,大于28则为肥胖),戒烟戒酒。这些生活方式的调整也有利于预防乳腺癌的复发转移。如果生活方式的

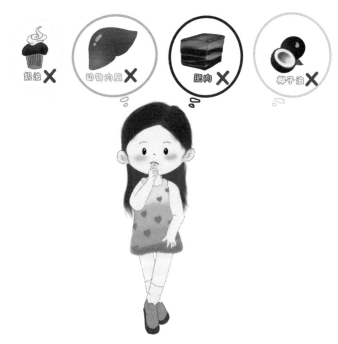

管住嘴迈开腿,首先需要管住嘴

改善不能很好地控制血脂的话,那就需要通过药物干预来调整血脂了,常用药物有他汀类、贝特类药物等,使用4～8周后建议复测血脂,并关注药物所导致的肝功能异常。部分血脂异常的使用非甾体类芳香化酶抑制剂的患者可以在换用甾体类芳香化酶抑制剂后得到缓解。

24 内分泌治疗期间如何监测骨密度变化?

　　内分泌治疗期间检测血清骨代谢指标及骨密度对于调整饮食及补钙方案有着指导意义。一般推荐有明显骨质异常的患者6个月复查1次骨密度,无显著骨质异常的患者可以1年复查1次,此间隔可随着骨密度变化酌情调整。与此同时,对于有条件监测骨代谢指标的患者,我们还推荐通过血生化指标的检测如骨代谢、血清钙磷等来对骨代谢进行动态监测,指导并调整骨保护的策略。

25 内分泌治疗期间失眠怎么办?

　　内分泌治疗所导致围绝经期症状是很多患者感到沮丧的原因之一,雌激素下降所导致的潮热、心悸和盗汗可能会影响患者的睡眠及生活质量。别说是内分泌治疗,化疗、靶向治疗、放疗甚至是康复随访期,都有可能发生睡眠障碍。

　　睡眠障碍的发生往往和个体及环境因素息息相关,尤其是用药相关所导致的失眠更是让人沮丧。我们必须做到的是不要惧怕这样的症状,了解到睡眠障碍人人都有,是正常的,是可控且可治的(认知疗

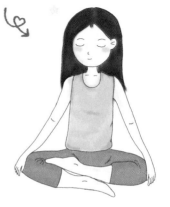

冥想脑电波α～～

冥想和放松训练可以让交感神经受到抑制,让我们放松下来

法)。如果内分泌的用药方案没办法改变,那我们就需要尽可能排除那些我们可以掌握的因素,例如对待失眠的正确态度。同时,尽可能规律生活,尽可能白天增加室外运动,尽可能上床前不饮食、不刷手机。我们可以通过一些行为疗法,如在睡前进行冥想、放松训练或者其他舒缓活动,让脑电波调整到适应睡眠的频率(此为行为治疗或物理治疗)。如果失眠症状很严重,影响了正常生活,必要时寻求专业医护的心理疏导和助眠药物的帮助也是可以的,专业医师可以排除心理问题如抑郁、焦虑或强迫状态等对睡眠的影响,同时帮助区分是入睡困难、睡眠太浅,还是早醒,其用药各不相同,治疗效果也是大相径庭,因此想借助药物治疗失眠还需要咨询专业医生的帮助。

26 内分泌治疗期间月经来潮怎么办?

这个问题要从两个层面来看,第一,用的什么内分泌治疗方案;第二,究竟是不是例假。内分泌治疗的方案对是否来例假有着决定性作用,应用卵巢功能抑制剂或者绝经后芳香化酶抑制剂的患者理论上就不应该再来例假(卵巢功能抑制剂起始应用的2～3月内可能还有例假来潮),因为卵巢功能理论上获得了完全抑制(或者完全丧失),一旦"见血"要马上记得"封喉",换句话说,赶紧找医生评估"见血"的原因,是激素抑制不到位还是其他妇科问题。这就牵扯到了第二个问题,究竟是不是来例假。对于绝经前的患者,尤其是使用他莫昔芬或者托瑞米芬的患者,有可能恢复例假,并且例假来潮的同时大概率会排卵,因此定期监测子宫内膜厚度并排除妇科相关病变即可;而对于绝经后患者,则更需要关注是否存在阴道炎或者子宫内膜病变的可能。

27 内分泌治疗期间潮热、心悸、盗汗怎么办?

没错,这就是传说中的更年期综合征的主要表现之一! 常见于绝经前患者用内分泌治疗后。用于降低雌激素水平或者雌激素作用的内分泌治疗正是乳腺癌患者发生更年期综合征的罪魁祸首，同时还可能伴随骨质流失、阴道干涩等许多雌激素缺乏导致的问题。

因此，面对潮热、心悸和盗汗，首先我们要做到不害怕，保持乐观、坦然面对，不必过度紧张忧虑。其次，我们需要改善生活方式，早睡早起、营养均衡、积极锻炼，配合放松训练、呼吸训练等方法，调节自己的生理状态。再次，有些患者的严重程度可能影响日常生活，必要时可以在医师指导下使用帕罗西汀、文拉法辛等药物缓解症状；有些患者可能伴随比较严重的失眠症状，必要时可以用一些助眠药物帮助睡眠。当然，生活方式及健康心态的调整是我们最为看重也是最易实现的，因此，一起调整起来、运动起来、康复起来吧！

28 内分泌治疗期间为什么需要检测肝功能？

肝脏是人体最大的解毒器官，乳腺癌内分泌治疗药物基本都是通过肝脏代谢。因此，在用药过程中，通过肝功能的检测可以及时发现肝脏是否顶得住压力，尤其是内分泌用药的起始阶段，医生往往会要求1个月左右复查肝功能后再继续内分泌治疗。此外，内分泌治疗往往会影响血脂代谢过程，肝脏又是血脂代谢的重要器官，内分泌用药后很多患者会有肝脏脂肪沉积的情况，因此，肝功能检测还能反映血脂代谢的情况。最后，肝功能的指标也可以反映营养情况，有些患者在内分泌治疗期间怕胖，往往很少吃荤菜，导致总蛋白、白蛋白等营养指标全面降低。总之，肝功能检测是复查随访中的重要环节，请大家多多注意咯！

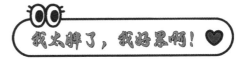
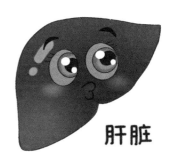

脂肪肝——肥嘟嘟的小胖墩儿

17

29 用他莫昔芬、托瑞米芬内分泌治疗期间为什么需要用B超监测妇科情况？

很多患者会问，使用他莫昔芬或者托瑞米芬治疗会不会患上子宫内膜癌？这样的观点太夸大其词了。雌激素受体拮抗剂（SERM类药物：他莫昔芬、托瑞米芬）与子宫内膜细胞表面的雌激素受体结合，对子宫内膜会产生弱雌激素样作用，所以长期服用，子宫内膜癌的发生风险比正常人群会有增高，但事实上此类药物引起子宫内膜癌真正的发病率并不高，约为千分之一，而且绝大多数是绝经后的女性，因此大可不必杯弓蛇影。我们通过超声的检查，可以早期、无创地发现子宫内膜的异常增生，同时还可以监测卵巢的囊肿或者其他病变，做到知己知彼。

30 用他莫昔芬、托瑞米芬内分泌治疗期间子宫内膜增厚怎么办？

他莫昔芬、托瑞米芬所导致的子宫内膜增生并不需要过度的关注，因为育龄妇女的生理性增生占了绝大多数。妇产科专家认为，绝经前、例假来潮前子宫内膜大于12毫米或者例假来潮后子宫内膜大于6毫米为子宫内膜增厚，这时就需要临床处理。然而部分乳腺科专家认为，绝经前患者往往会因为例假来潮而缓解子宫内膜增厚的症状，目前尚无绝对证据显示子宫内膜的单纯增厚与子宫内膜癌直接相关，因此单纯的子宫内膜增厚不必过度紧张。前文也提到，只有子宫内膜持续或异常增生才被认为是需要干预和处理的，例如不均质的子宫内膜增厚、内膜实质性占位、伴有阴道出血的子宫内膜增厚等，我们建议尽快至妇科医生处进行诊疗。而对于单纯性的增厚，可以选择停药2～4周后复测子宫内膜厚度，对于子宫内膜和药物不甚和睦的患者，我们会建议停用他莫昔芬或者托瑞米芬之类的SERM类药物，改用其他药物，并且至妇科做一步诊断及治疗。

31 内分泌治疗期间阴道干涩、瘙痒怎么处理？

内分泌治疗期间雌激素的降低也会导致阴道pH的变化和抵抗能力的下

降,因此有些患者会发生阴道瘙痒、干涩的症状。阴道瘙痒、干涩的情况往往源自阴部皮肤或者黏膜的不适,同时需要关注有没有其他伴随症状,比如白带多、白带异味或者性交不适等。白带多或者白带异味的话往往需要排除阴道炎和其他妇科疾病,这时候要及时去医院检查,让医生做出诊断和治疗。如果没有其他伴随症状,只是干涩、瘙痒的话建议定期随访即可,注意卫生,防止皮肤干燥,不要用太热的水清洗阴部,必要时可借助局部用药来缓解症状。性交不适的话在后续章节会有更多建议哦!（见第五章节相关内容）

(32) 乳腺癌患者治疗其他疾病的过程中,有什么药不能吃吗?

有很多患者听说内分泌治疗期间不能吃柚子,的确,有一些药物与食物、药物与药物之间存在着相互影响的作用。例如:影响CYP3A4代谢功能的葡萄柚与他莫昔芬等内分泌药物同服可能影响药物的血药浓度,抗酸药可改变胃内pH导致内分泌药物提前分解使得药物对胃有刺激作用。其他通过P450酶代谢的药物也最好不要同服,例如抗抑郁药氟西汀、抗结核药物利福平等,因为可能改变内分泌药物的血药浓度。其实最简单的方法是阅读药品说明书上的用药注意与药品禁忌,必要时咨询你的医师或药师,大家就可以安心用药而不用过分谨小慎微啦。

(33) 乳腺癌患者可以使用曼月乐环治疗子宫肌腺症吗?

曼月乐环治疗子宫肌腺症的机制,其实是局部应用孕激素来拮抗子宫内膜的肆意生长,局部用药对于乳腺的影响是微乎其微的。我们所说的避免激素的使用,往往指的是全身性的。因此,在妇科医生的指导下,该用的妇科用药还是要用,但同时要咨询乳腺外科医生的意见。当然,是否使用曼月乐环,还是用别的药物治疗子宫肌腺症或者其他妇科疾病,都需要根据具体病症在医生指导下进行。

19

34 乳腺癌最常转移到什么部位？

乳腺癌的最常见转移部位是局部区域淋巴结，同侧的腋窝、锁骨上、内乳淋巴结转移都是局部问题，通常可以用手术及放疗等局部治疗手段解决。其中最常见的远处转移部位有骨、肝、肺、脑等，少见部位也有对侧乳腺、卵巢、皮肤、眼底等部位。其中，最常见的是骨转移，往往伴有明显的疼痛，但经过合理治疗，骨转移的预后还是明显优于其他部位转移的，也是比较容易控制的；而其他一些脏器转移，如肺转移、肝转移，如果积极治疗，也可以明显地改善症状，延长生存期。即使发生转移也不用过度担心，目前乳腺癌治疗手段越来越多样化、精准化，可以帮助转移性乳腺癌患者活得更久、活得更好。

35 术后复查随访需要有哪些内容？

乳腺癌术后的复查随访主要是为了评估肿瘤治疗的效果和生活质量。如果一定要有个时间表的话，参考意见如下：

术后时间	检查频率	检查内容	备 注
1～2年	每3个月1次小复查，1年1次大复查	小复查包括体检、超声、验血；大复查包括超声、钼靶、胸部CT和验血	根据患者治疗情况和症状情况酌情增加其他检查与评估，并了解生活质量水平
3～5年	每6个月1次小复查，1年1次大复查		
5年以上	1年1次大复查	大复查包括体检、超声、钼靶、胸部CT和验血	

必要时可以酌情增加检查，例如淋巴结转移较多的HER2阳性型或者三阴性型患者，可以筛查头颅增强MRI（核磁共振成像）或者CT（电子计算机断层扫描）；有固定点且持续加重的骨痛等症状可以做骨扫描；有怀疑的腹部病变还可以用腹部增强MRI或者CT。治疗相关的毒副作用的检测也是需要的，例如服用他莫昔芬或者托瑞米芬的患者需要进行妇科超声检测、监测血脂变化；使用卵

巢功能抑制剂或者芳香化酶抑制剂的低雌激素状态的患者需要定期查骨密度及血脂等；使用靶向药物的患者需要定期监测心脏彩超的心功能状态。

此外，生活质量状态包括心理状态、家庭支持和社会支持状态等，这些也是复查随访十分重要的内容，因为它们会影响到患者治疗依从性、生活的质量与对治疗的信心，因此在复查随访过程中的医患交流非常重要。任何时刻，请你牢记，医生是你最忠诚的朋友与支持者，和你的医生多沟通，信任医生的判断，执行医生的嘱咐，是最适合也是最有效的复查随访手段。

36 早期乳腺癌术后，什么手段可以知道治疗有没有效果或早期发现复发转移？

在门诊随访过程中，乳腺癌术后患者复查最多问到的问题有："有什么检查可以知道我的治疗有没有效果？""我怎么知道我有没有复发呢？"其实这些问题目前还没有确定的解决方案，因为无论是循环肿瘤细胞，还是肿瘤指标，都没有证据表明任何血液学检查可以比影像学更早提示肿瘤的复发和转移。在晚期患者中，一些临床研究认为循环肿瘤细胞的检测或者循环肿瘤DNA可以预测某些治疗的疗效和疾病的预后，但早期患者的研究结果与此并不一致。目前能够早期发现复发转移征象的依然是常规体检、影像学检查以及病理学检测。因此，我们能做的就是坚持做好规范的治疗、坚持定期复查随访、坚持健康的生活方式，这些就是最好的保证疗效的手段。

37 一侧乳房已经切除或者已经得过乳腺癌，以后"年检"就不用钼靶复查了吧？

答案当然是要做啦！一侧乳腺得过乳腺癌的患者，对侧乳腺得乳腺癌的风险是正常人的2～4倍，保乳术后同侧乳腺的复发风险也是存在的。一侧乳房切除或者已经得过乳腺癌，并不代表以后不会再得乳腺癌。每年体检中的乳腺钼靶检查可以帮助早期发现异常，尤其是很微小的钙化，钼靶是最有效的检查,可以提供最有效的保护!

然而很多患者对做钼靶总心有余悸,一是怕压疼,二是怕有辐射。第一点无可厚非,有些患者会觉得压迫比较难受,但是想想和手术的痛苦相比,每年就忍忍挤压一次吧;第二点就是杞人忧天了,辐射在地球上任何角落都无可避免地存在,一个人一年接受超过100毫西弗会增加癌症风险,而做一次钼靶辐射不超过1毫西弗,换句话说,需要连续做一百次钼靶才会有害,所以不用担心辐射。

(38) 乳腺癌术后乳房检查是否要做核磁共振呢?

乳腺核磁是一种敏感性特别高的检查手段,换句话说,可以查出一些B超、钼靶不一定能查到的异常。一般而言,常规患者的检查医生通过触诊、B超、钼靶的检测已经基本可以明确诊断,而并不会推荐时间久、成本高的核磁共振检查。针对一些有特殊情况的患者,例如致密型乳腺、有乳腺癌基因突变、曾经有乳腺不典型增生手术史、部分保乳手术患者及B超钼靶并未能明确诊断的可疑病灶等情况才会推荐进行乳腺核磁共振的检查。

(39) 乳腺癌术后肿瘤标志物指标升高,是不是肿瘤复发了?

许多术后患者喜欢通过肿瘤标志物的变化,来猜测肿瘤治疗的疗效,略微有所波动,心情也随着上下起伏,其实大可不必。因为肿瘤标志物是正常生理过程中会产生的代谢产物,针对乳腺癌患者我们往往在早期疾病的随访中不太推荐检查肿瘤标志物,因为它们的升高降低并不能代表肿瘤的复发转移,也并不会改变医生的治疗策略,只会徒增患者的紧张焦虑情绪。拿CA125举例,有些子宫肌腺症或者盆腔炎症的患者也会有CA125的升高。因此,肿瘤标志物在指标正常范围内的波动是正常现象,而轻度的升高也存在各种良性的可能,如果肿瘤标志物指标迅速和翻倍地升高,那我们就需要提高警惕,进行全面的检查来排除复发转移。

40 乳腺癌术后骨头酸痛,是不是骨转移了?

乳腺癌患者很多时候会出现骨头酸痛、浑身不舒服,这些症状发生的原因是多方面的,当然固定点的持续加重疼痛可能会是骨转移的征兆,可以通过骨扫描结合其他影像学检查来确认,但更多的时候是刚接受了乳腺手术以后的应激反应。术后的化疗、内分泌治疗等因素都会导致雌激素降低,因而使得骨关节的敏感性增加,或者免疫反应而导致的炎症因子释放,就好像过度运动后,我们的肌肉也会提出"抗议"。因此,不要随便给自己扣帽子,因为过度解读症状,带来的只有无尽的焦虑和抵抗力的下降,有百害而无一益。何不爽快地找到你的医生,检查后让自己放下焦虑,正视问题,通过营养调整、保证睡眠、合理运动等方式改善生活质量,才是正道!

41 乳腺癌术后胸部CT提示有4毫米的小结节,是不是肺转移了?

随着影像诊断技术的提高,目前很多CT报告都是AI读片后医生人工核片,因此,人们往往会发现报告上的结节诊断更加精细化。根据既往的研究显示,CT片5毫米以下的结节恶性概率极低,且没有手术意义,因此大可不必过于紧张。但如果该结节出现了毛刺、迅速增大或者其他可疑征象的时候,我们就需要重视,及时进行诊断排除肺部原发肿瘤或者肺转移的情况。当然,此类诊断还是因人而异的,需要结合影像学和临床症状等综合考虑,咨询你的医生才是最靠谱的。

42 乳腺癌术后B超/CT显示肝脏低密度灶,是不是肝转移了?

B超或者CT显示的肝脏低密度灶往往存在多种可能,比如肝囊肿、脂肪肝等多种良性疾病,当然也不排除可疑的肝转移。因此,一旦有新发的病灶,建议及时就医进行进一步检查,但也不要灾难思维,把任何可能的原因都归咎为复发转移,因为复发转移中招的可能性相比其他良性诊断的概率来说可以忽略不计。当然,如果你的手术病理显示淋巴结转移比较多、肿瘤比较凶险,发现了新发的肝脏病灶,则需要警惕、尽快就医,但杯弓蛇影的焦虑和惶恐是大可不必的,根据临床结合检查结果来排除转移可能才是王道。

43 罹患乳腺癌还能活多久?

这是一种灾难性思维,首先需要明确的是,乳腺癌并不是得了就一定会很快死亡的疾病,而是可以治愈的慢性病。通过规范治疗,遵医嘱合理用药、定期复查,保持充足睡眠、营养饮食、合理运动的健康生活方式,大部分早期患者可以回归正常生活。即使少部分人发生复发转移,现在也有越来越多的治疗方法可以延长生命、改善生活质量,因此不存在能活多久这个问题。如果一定需要回答的话,笔者只能回答,我们决定不了生命的长度,但可以选择生命的宽度!

44 乳腺癌术后复查发现甲状腺有结节要紧吗?

的确有研究显示,乳腺癌和甲状腺疾病有着一定相关性。因此,乳腺癌患者可以在复查的过程中进行甲状腺超声的随访,当然,存在良性甲状腺结节也大可不必担心,必要时检查下甲状腺功能,理论上定期复查即可。当然和乳腺的BI-RADS分类一样,甲状腺也有TI-RADS分类,如果4类及以上的情况,可能也需要外科干预,建议及时咨询你的头颈外科医生哦!

45 各类分子分型的乳腺癌术后复查有什么需要特别注意的吗?

很多患者会很纠结于术后复查的项目,其实,不同分子分型的确有各自的总体特点,比如三阴性和HER2阳性乳腺癌相较其他分型有2～3年早期复发转移的特征,且脑转移的比例相对更高,而Luminal型容易在5年甚至更长时间后发生复发转移,骨转移也更多见。因此,在针对不同分型的乳腺癌术后随访过程中,我们可以各有侧重,比如高危的Luminal型患者术后发生固定部位持续性无法缓解的疼痛,需要高度关注骨的检查;而三阴及HER2阳性的患者更多需要关注脑转移的检查,必要时进行脑部增强CT或者MRI的检查。

除了肿瘤相关因素以外,Luminal型的低雌激素状态的患者需要在复查期间检测血脂、骨密度,而他莫昔芬类使用过程中要进行妇科超声检测等;HER2阳性患者靶向治疗过程中也需要检测心室射血分数等指标以保证治疗安全。

总之,不同分子分型的乳腺癌复查内容的确各有侧重,具体注意事项需要和你的医生详细讨论。

46 三阴性乳腺癌和年轻乳腺癌是否更容易复发?

很多患者对自己是三阴性乳腺癌很焦虑,因为听说三阴性或者是年轻乳腺癌都是很难治的,此类肿瘤有时发展较快或者缺乏相应治疗方式,很容易转移复发,于是默默躲在角落抹着眼泪。这种过度概括的想法其实很有害。首先,我们要认识到,不是所有的三阴性或者年轻乳腺癌都是难治性的,一切癌症的预后生存首要的因素还是肿瘤的分期,也就是有没有淋巴结转移、肿块多大,这些才是真正决定生存预后的关键,同期别的不同类型乳腺癌的复发转移风险其实是类似的。其次,三阴性或者年轻乳腺癌的治疗手段正在不断精进,针对三阴性的化疗方案更加强化,还有免疫治疗、靶向治疗等多种手段推陈出新;针对年轻乳腺癌,有风险评估模型,有生育功能保留,针对高危患者有各种强化内分泌治疗,总之医生花更多的心血来进行研究,所以三阴性和年轻乳腺癌并不需要紧张。最后,针对所有的患者,并不是癌症的诊断就是死刑的判决,我们要调整好心态,是不是做了规范的治疗、是不是坚持了定期的复查、有没有保持健康的生活方式和良好的心态,才是决定你人生长短和生活质量的重中之重。所以,别为那些还没有发生的事情而忧虑,好好过每一天才是最重要的。

47 术后康复期间是否可以中药调理？

讲完复发转移风险，很多读者会问，除了常规治疗以外，患者能不能吃中药呢？那请想一想，吃中药的目的究竟是治病还是预防复发转移治未病，治未病又是否是中药可以治的呢？理论上来说，乳腺癌康复后的调理，主要是在治未病的范畴，所以如果存在着一些确定可以通过中药调理的病症，那完全可以在和乳腺外科医生的沟通后来确认中药的使用，或者参与一些正在进行的有关中药的临床研究。值得一提的是，并不是所有的患者都适合或者必须进行中药调理，此类调理因人而异，在中医药治疗的过程中也要密切随访，并行肝肾功能的监测。

48 是不是淋巴结转移了就表示晚期了？

这个问题的答案显然是否定的，在乳腺癌的分期过程中，我们使用的是TNM分期标准，T代表肿瘤大小，N代表区域淋巴结状态，M代表远处转移与否，如果发生了骨、肺、肝、脑等，甚至是对侧腋窝和锁骨上的远隔部位的肿瘤转移，我们才认为是晚期或者是进展期乳腺癌；而仅仅是同侧区域淋巴结的转移，我们称之为局部进展或者局部晚期乳腺癌，通过术前的新辅助治疗或者术后的辅助以及强化治疗，还是有很大希望可以治愈的，因此不必紧张过度。当然，即使发生了远处转移，我们还是有很多手段可以进行治疗，延长生命的同时改善生活的质量。总之，记住一句话，乳腺癌是可防可治的慢性病！

49 为什么没有乳腺癌家族史也会患病？

患病的影响因素太多，实际上，任何事物都是内因和外因共同决定的，我们这里所说的内因，一部分是基因易感性，一部分是机体内环境。通俗来说，基因易感性就是指其他条件都等同的情况下，基因决定了个人是否更容易罹患肿瘤的现象，家族史某种程度上来说也是基因易感性的体现。目前还没有成熟的

技术可以改变与生俱来的基因，因此只能做预防性
工作，比如BRCA基因突变的患者可以在接受遗传
咨询后进行手术预防和化学预防。而内因的另一个
部分，机体的内环境的稳定、免疫功能、内分泌状态、
代谢状态等多个环节都息息相关，甚至人的心理状
态和精神状态也会对内环境造成极大影响，一个长
期焦虑、抑郁的人，内环境就更适合肿瘤的增殖和生
长，因此，我们需要调节并保持良好的心理状态和精

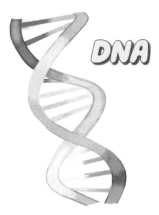

DNA双螺旋结构

神状态。另一个方面就是外因，包括环境因素、生活
方式等多个环节。我们需要远离致癌物，远离含有雌激素的食品与用品，调整
好睡眠，安排好饮食，保持健康的生活方式，这都是我们可以掌控的。我们不要
过度地去纠结为什么会得乳腺癌，而应该重视预防乳腺癌或得了乳腺癌后应该
怎么办，这才是积极有效的问题解决方法。

50 乳腺癌相关的常见代谢性疾病有哪些？

腹型肥胖、高血压、高血脂、高血糖等都是常见的代谢性疾病，有研究也显示，
患有上述代谢性疾病会增加乳腺癌的风险；同时，也有研究显示，代谢性疾病可
能会影响乳腺癌的复发转移，甚至增加非乳腺癌疾病患者的死亡风险。因此，
我们在关注乳腺癌治疗的同时，也需要关注伴随代谢性疾病所带来的风险和病
痛，及时进行诊断与治疗，更要预防它们对生活质量及生命长度的可能影响哦。

51 乳腺癌手术后，有没有必要去测基因？

基因检测的目的其实是评估基因层面的风险，检测方法不同，意义也不同。
术后常用的21基因和70基因检测的目的是评估基因层面肿瘤的复发转移风险，
而遗传基因检测的目的是评估基因层面罹患肿瘤的风险，而精准基因检测的目

的也是全方位评估肿瘤的复发转移风险、用药敏感性以及肿瘤的发病风险等。因此,在手术阶段,我们往往会在患者知情同意的情况下留下肿瘤的标本,用于精准评估与精准治疗。辅助治疗阶段,对于一部分肿瘤为Luminal型(腔面型)患者,我们也会推荐用基因检测进行复发风险评估,来看此类患者是否可以豁免化疗。如果在发病年龄较小、双乳癌,抑或有肿瘤家族史,或者有伴随其他恶性肿瘤等因素的情况下,我们也会推荐进行遗传基因的检测,来判断是否存在遗传性乳腺癌的可能。总而言之,基因检测的目的是不尽相同的,虽然目前基因检测的成本已经相较十年前降低,但是我们依然需要判断检测目的再慎重决定。

(52) 发现有遗传基因突变,是否可行双侧乳房及卵巢预防性切除?

有遗传基因突变的乳腺癌患者,往往终身乳腺癌和其他肿瘤的发病风险上有显著的升高。拿BRCA1基因突变的人群来说,终身发生乳腺癌的风险高达85%,发生卵巢癌的风险高达45%,所以能通过手术切除的方法来预防癌症的发生,有一定改善乳腺癌生存预后的意义,至少能改善基因突变人群的心理状态。然而每位患者的情况不同,需求也不同,例如年轻患者尚未婚育,那早早地进行乳腺切除和卵巢切除影响巨大,因此我们也会根据患者的实际情况来酌情考量。例如,是否在癌症高发年龄段前再行手术、是否可用化学预防来替代手术预防,这些都是值得商榷的。是否需要行预防性手术还是需要在医生的充分评估和指导下再慎重决定的。

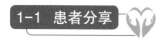

1-1 患者分享

化疗其实没那么可怕!

锦 华

许多人一谈及化疗,就会给它打上一系列标签——"可怕""难受""毒药"

等,甚至认为化疗比肿瘤本身更可怕,似乎已经很虚弱的患者会因化疗耗尽最后一丝精气神。其实,许多我们惯常以为的事实并不是真相,很多时候是被某些舆论给误导了。

所以,我特地写了这篇文章跟大家分享我的化疗之路,里面详细记录了我被确诊乳腺癌以及每次化疗时的心理状态、化疗时所产生的副反应,我是如何在其他病友们的帮助下克服对未知的恐惧,重建信心。希望我的经历可以鼓舞到一些姐妹,同时也希望你们能在与病魔斗争的每一天乐观向上地生活!

第一次化疗: 焦虑+恐惧。

2月4日第一次化疗。紧张、焦虑的情绪一直笼罩着我,说句实在话,没有经历过真的是怕啊。坐到化疗室里才发现,这里和普通医院输液间也没有什么区别,第一个疗程EC方案(表柔比星+环磷酰胺)也就1个多小时,输液就结束了,打完化疗药的当天我竟然没有任何反应,还美美地吃了一顿。

第二天仍然没有太大的反应,我开始怀疑传说中的化疗真的有那么可怕吗?

第三天我的头开始发晕,紧接着恶心、呕吐的感觉阵阵袭来,到了下午我整个人就像霜打了的茄子,蔫了。我一下子陷入了对未知的恐惧和无助中,我想知道:"这到底是怎么了,为什么会有这种反应? 后面的化疗之路都会这样下去吗?"我在医院曾加入了一个病友群,于是我向病友群求助,病友们告诉我这种反应是正常的,但我仍然很紧张。一个病友介绍我去医院的资源小站,说那里有我们乳癌康复患者志愿者,还有专业心理老师,去那边聊聊也许能给我点帮助。反正为了治疗我在医院附近租了房子,去医院非常方便,我将信将疑地去了位于医院2号楼三楼连廊的资源小站,在那里,我收获了温暖、力量和战胜病魔的信心!

老师告诉我,要相信自己,要对自己有信心。所有化疗期间的问题,医生都有相应的处理方案,比如失眠,实在睡不着可以找医生开点安眠药,暂时性的小剂量安眠药不会让身体产生依赖;比如便秘,可以吃一些通便药……大多数问题医生都会有处理办法的。总之,就是遇到什么问题解决什么问题,问题总能解决,无非是麻烦一点罢了!

我们的身体并没有自己以为的那么脆弱,现在化疗药物的剂量使用是非常科学严谨的,为什么医生要求在化疗期间有规律地验血,就是需要密切监控身体指标,看身体的反应,万一指标出现问题,医生就会帮你调整用药,保证化疗的安全性!所以千万不要自己吓自己,害怕只是一种焦虑情绪,不要让自己被这种情绪所掌控!

在那里恐惧不安的心得到了抚慰,我带着满满的收获离开了。

第二、三次化疗:慢慢适应,老毛病居然也得到了改善!

接下来的二疗、三疗都很顺利,一般都是第一周各种难受,因为之前有了心理准备,反正难受是一定的,难受来了我们接受就是了!如果想难受期过得轻松一点,我们也可以转移注意力,如看电视、玩游戏等。

第二周就一切恢复了旧日模样。我的精神状态非常好,每天坚持走路一万步以上;到公园赏花,去郊外踏青;注意饮食的均衡搭配。身体的一些老毛病也得到了极大的改善。

失眠:我的睡眠在安眠药的陪伴下越来越好,于是我开始试着摆脱对安眠药的依赖,没想到离了安眠药,我一样睡得香。

便秘:我的便秘在化疗的第一疗程有些严重,我吃了一段时间的通便药,同时我坚持每天喝一杯酸奶,喝一杯果汁,尽可能吃多种蔬菜,同时注意蛋白质的供应,以保证白细胞的正常。

而且我加大运动量,做提肛运动、做腹部按摩等。到了第二疗程的后半部,我甚至感觉便秘也完全好了,比没生病之前还要好!这件事情对我的冲击比较大!原来我一直担忧的便秘问题竟然在化疗后没有加重,反而有减轻的迹象,我果断地停了通便药,目前便秘已不再困扰我了!

至此,我才深深地意识到,很多时候我们只停留在了表面的焦虑和恐惧情绪里,并没有触及事实的真相,不相信自己的能力,不相信有克服困难的勇气和办法!我们以为的事实不一定是真相,寻找事实,面对真相,才是我们解决问题的第一步。

第四次化疗:肝损伤,我也不恐慌!

到了第四疗，我仍然期待着如同第二周一样的各种疯玩。然而，这次的反应前所未有。从化疗第一天就各种呕吐难受，此时我已经有了肝损伤，医生给开了护肝药，我的手指甲也变黑了。

因为对化疗可能出现的各种情况已经有了思想准备，所以对于手指甲变黑和脸色的变暗、脸上长斑，我没有什么太大的不安和恐慌。对于肝损伤我觉得不过如此，只要按照医生的要求吃药就好了。只不过令我没有想到的是，直到第十天我的恶心、呕吐仍然在不断加重。

于是我找了医生，查了肝功能，原来仅仅口服护肝药已经阻止不了肝损伤了，遂开始输液护肝，三天后情况好转。第四次化疗中只有最后的两天身体是相对舒服的，我抓住仅有的两天又出去玩了一下。

我为什么不恐慌？这次反应相比第一次化疗显然更加糟糕，但我却一点也不恐慌，这源自以下几点。

一、我对化疗的过程有了一定的认识，对化疗的药物、对医生十分信任，我相信化疗药物是安全可控的，我相信医生是有办法解决我遇到的不良反应的。

二、我对自己的身体有了一定的信任，相信自己的身体能配合做好后续的化疗，而且前面成功的事实也进一步坚定了我的信心！

三、我终于相信了那句老话"办法总比困难多"。

我的信心从何而来？

一、有组织的支持。很感谢妍康沙龙的志愿者姐妹，感谢资源小站，在困惑的时候有人及时伸出援助之手，这个基石很重要。

二、对乳腺癌知识的了解和掌握。人们往往会对未知和不确定的事情产生恐惧。如果我们能够对这件事情有所了解，就会发现只要按照客观规律来处理它，简直不要太简单！

如此这般，我们就能心平气和、气定神闲地看待所面对的困难，自然也就不会恐慌了！

相信熬过这段时期，迎接我们的一定是美好的未来！

不知不觉，我的手术已经过去两年了。现在的我精神状态很好，每天好好吃饭、好好睡觉、好好锻炼、好好工作。我似乎忘记了自己曾经是个病人，忘记了自己目前仍然在进行着内分泌治疗，我已经融入了正常的生活中。人生在世，总会遭遇一些问题、困难，只要我们勇敢地面对，积极调整心态，即便是癌症，其实也并没有那么可怕，我们有很多办法可以对付它的！有信心在，一切都有可能！

专家点评

> 乳腺癌的治疗过程中，总是有这样或那样的不良反应和意外，锦华在助人自助的环境中很好地调整了自己的心态和认识，有医生的指导、有志愿者的分享、有自己的理智与坚强，不良反应只是暂时的，就如锦华所说，办法总比困难多，你并不孤单！

1-2　患者分享

内分泌治疗期间的不良反应管理经验分享

谈　谈

2016年5月我在上海一家二甲医院做了右乳肿块的切除门诊手术，等了一周后病理报告为"疑似浸润性小叶癌"，于是从医院借了病理样本直奔肿瘤医院病理科，等了近一个月后正式确诊，6月底就在肿瘤医院接受了右乳的全切+前哨手术。所幸肿块较小、无任何转移，无须放化疗，由于ER+、PR+，只需内分泌治疗10年，至今已有5年半了。

患病时我48周岁，例假正常，遵医嘱服用他莫昔芬，阅读说明书大致了解一下不良反应。在术后2年内，每3个月复查的时候，特别关注了子宫内膜的厚度，2年内基本上在6～10毫米这个区间。

到了2018年7月，术后2周年大复查时，子宫内膜突然出现了异常，内膜增厚至19毫米。当时乳腺外科的医生建议去咨询妇科医生，记得我当时就去了红房子医院重新做了一次检查,结果发现子宫内膜增厚更夸张,增至23毫米,我很忐忑地拿着报告找医生询问,是否需要刮宫?是否需要换药?

医生在详细询问了例假的情况(做检查时正好是例假前1天),便建议我在例假结束后1~2天内重新再做一次检查。幸运的是这次子宫内膜厚度奇迹般地降到了10毫米。之后咨询医生得知我正处于围绝经期,这些增厚是生理反应不稳定所引起的,所幸在之后每6个月的检查中子宫内膜厚度基本在6~8毫米。

对于我,他莫昔芬的不良反应除了子宫内膜增厚外,还体现在脂肪肝、皮肤湿疹和手关节胀痛。

脂肪肝:患病前就有轻微脂肪(有时可以忽略),服药后慢慢变成了脂肪肝。目前通过清淡饮食、注意锻炼,尽量使其不再加重。

皮肤湿疹:双手常年瘙痒、干燥。去皮肤科找医生,湿疹不易治愈,医生配的药只能起到一定的缓解作用。平时我就注意手部的滋润、做家务戴两层手套(在橡胶手套里面加一副全棉的手套),这样湿疹得到了有效控制,慢慢也就习惯了。

手关节胀痛:每天起床都感到手关节特别的硬、胀痛。随着慢慢地活动手指,症状会得到缓解,不必放在心上。

总之,手术后5年半,服用他莫昔芬至今,我会坚持早锻炼(跳操),坚持晒太阳(补钙),遇到问题我都会第一时间去找专业人士,遵循他们的建议症状就能解除或者缓解。现在的我能够保持愉悦的心情,享受每一天的美好时光。

专家点评

内分泌治疗的不良反应往往是中断治疗的罪魁祸首,内分泌治疗依从性低于80%可能导致疗效的下降。因此,在随访过程中,医生往往会问你是不是好好吃药了。而在内分泌治疗的过程中的不良反应,往往需要长期不懈的关注和及时的应对处理。我们特别赞赏谈谈的细致、坚持与勇敢。内分泌治疗的阻击战不是一场突击战,而是持久战、攻坚战,会有医生、病友、家人等战友与你同在,你并不孤单!

内分泌治疗期间的不良反应管理经验

敏　文

2017年从被确诊患了乳腺癌到经历了手术、化疗,无论是身体还是心理都遭受了重创。

而对于ER、PR阳性的我来说,还需要进行内分泌治疗。每天一粒药,心里一下舒坦了许多。可是一个月不到,药理反应出现了:关节疼痛、晨起关节僵硬。怎么会这样? 带着疑问,又来到医院门诊。医生说服用芳香化酶抑制剂会引起关节疼痛、骨质疏松,所以需要补充钙剂和维生素D、每年检测骨密度。

明白了药理,为阻断癌细胞的生长,药还得继续吃,对症的钙片和维生素D也要加上。于是,每天下午只要有时间我总会去滨江走一走,晒晒太阳。运动是最好的钙剂! 经过十来年的打造徐汇滨江已是绿树成荫、鸟语花香。在滨江地区散步,一边是滚滚江水,一边是茂密的树林,心情也会变得无限美好! 在这样日复一日的坚持中,我的骨密度始终没有突破临界值,体重也得到了有效控制。

生病后空闲的时间多了,人难免会胡思乱想,会更加焦虑。如何走出这一局面,我觉得最好的方法是学习,当然我这里指的学习不是去学学科类的,而是去学一点以前想学而没有时间去学的东西。

在老年大学报了舞蹈班、烘焙班。跟老师一起翩翩起舞,当舞起来的时候你会觉得人格外放松。跳舞既让我圆了儿时的梦,也有利于患侧手臂的恢复。

烘焙班,在老师的指导下,看着自己亲手揉的面团变成一只只漂亮的小面包,心里会觉得无限喜悦! 如今做面包、烤蛋糕已是我的日常。有朋友来时煮一杯咖啡烤一只蛋糕,惬意的午后在欢聚中度过。

总之,生病了不要把自己当病人,不要纠结药理反应。应不断地学习,把自己的脑子填满、把时间填满! 你会发现病痛消失了,生活是如此的充实而美好!

专家点评

　　和谈谈一样,敏文能够充分意识到内分泌治疗的重要性,并取得疗效和不良反应的平衡。内分泌治疗的骨流失问题一直以来都是乳腺癌患者关心的话题。唯有及早预防,及早治疗,我们才能保证健康良好的生活质量。同时,不断更新康复过程中对自己的了解与认知,相信康复后的人生旅程定会更加精彩。

1-4　患者分享

随访窍门之我见

四　箴

　　乳腺癌随访攻略的第一条就是,看病不要怕麻烦。世界上重要的事情大多很麻烦,越重要的事情越麻烦。看病无疑是一件很重要的事情,所以它一定是很麻烦的,克服对麻烦的烦躁和抵触情绪,是随访最要紧的事情。

　　在调整好心态之后,就可以开始讲方法了。首先,根据自己的情况,医生会给出随访频率的建议,听医生的就行。每次随访前,建议用一张纸,将需要解决的和需要咨询医生的问题写下来。去一趟医院挺折腾,起码花半天时间,挂号也不容易,尤其专家号,事前把问题记下来就可以最大限度地避免遗漏问题。

　　在看医生的过程中,先听医生解答,不要打断医生,这是起码的尊重。描述病情要简单明了,重点描述异常的症状和体征以及出现症状和持续的时间。心路历程就不用具体描述了,比如我还能活多久这种医生回答不出来的问题也别问了。医生给出的建议,如果没听懂,或者有异议,要当场提出;对于手写病史的医生,有看不懂的字,当场询问清楚,可以自己在旁边再用清晰字体写清楚。我遇到过好几次,病友微信问我,说看不懂某教授写的字,让我帮忙猜一猜。这种性命攸关的事情,你们怎么放心靠猜来解决?从诊室出来,别急着回家,把刚才这张纸上你提的问题复核一遍,看看是不是都解决了。有些医生给的答案,如果怕时间长了记不清,赶紧记录下来,这才是一次完整的门诊就诊过程。

当然,随访不仅仅是门诊就诊,门诊开了检查,还要按时做检查,等检查结果出来,请医生看报告,这是检查三部曲。我看到过不少病友,三部曲两步走,做完检查,要么自己看报告,觉得大致没啥问题就OK了。还有发在病友群请大家看,或者自家有亲戚朋友,是非乳腺癌专业的医务人员,微信上帮忙看看报告单,可能觉得只要是穿白大褂的都差不多。其实不是,医学发展至今,各个领域越来越细分化,一个儿科、眼科、口腔科、妇产科医生,未必会看乳腺科的报告单。我身边确实有自己看检查报告单,然后忽略了早期复发转移耽搁了诊断和治疗的情况。说到底,不能怕麻烦,现在怕麻烦,将来更麻烦。

专家点评

　　复查随访的诀窍是提高认识,充分准备,有效沟通。四箴给出的建议,十分中肯,颇有见地,一看就是复查随访的老江湖。只有各个环节都完成了才是完整、到位的复查随访。提醒大家也能如同四箴一样,把复查随访看作世界上重要的事情之一。

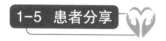

1-5 患者分享

重视随访是对自己负责

朱　妮

我是HER2阳性非内分泌型的患者,治疗结束后按期随访是康复期的重要环节。这几年在自己和病友姐妹经历过的随访过程中,没有良好的随访知识和意识所带来的种种麻烦和因其产生的焦虑经常可见,我就自己的体会分享如下。

尽量在同一个正规医院随访复查。相信每个从复旦肿瘤乳腺外科"毕业"的姐妹对随访的频率和内容都该知晓，人手一本的病情"护照"内页上有明确标注，医生门诊办公室墙壁的显著位置也有提醒，只要记得自己是曾经的乳癌患者、只要经历过刻骨铭心的化疗放疗的康复期患者都应该会对随访有足够的重视。但由于肿瘤医院就医患者多，来随访复查等待时间较长，有个阶段我也是因为怕麻烦就在其他三甲医院完成复查，结果几项结果出来后自己也吓了一大跳，比如健侧乳腺B超被打了4a、胸部有小磨玻璃影建议增加随访频率并增强检查等。向医生咨询后告知因为原本在该医院没有病历留底，医生无法判断影像资料短期内的变化程度，所以为了解决这些检查单上的疑惑，我回到肿瘤医院重新检查。影像科医生根据对照以往检查结果，发现病灶存在已久稳定无变化，分级降为3级，肺部结节医生也建议暂不予干预，一颗悬着的心这才放下。我还遇到一个病患姐姐，医院检查结果不放心到另一家医院重复检查，不同医院不同医生的检查结果产生分歧，纠结之余又跑了第三家医院，结果无碍大喜。但像B超这类对身体无损伤的检查也罢，她是因为肺部小结节就连做了三次CT。所以常规复查不能怕麻烦，怕麻烦反而会给自己带来更多的麻烦。

在随访复查前注意饮食和作息规律。部分患者在检查结果中超标现象经常可见，一些意外的高低箭头往往会给患者带来很大的困惑，有时候为了搞清楚这些不正常指标的临床意义会牵扯过多的精力。一次过年后随访，在复查验血前夕我又和朋友约着吃了顿海鲜自助，第二天检查结果甲状腺功能有两项异常、血脂和胆固醇超标，想到自己原本的甲状腺结节和乳腺癌患者要严格控制血脂的科普内容，我焦急地找医生治疗。医生帮我回顾自己近阶段的饮食状况后让我调整控制并于一个月后复查，后来一切正常才算安心。又有病友群经常有人为某些癌症标志物略有升高而焦虑，医生都是建议调整饮食和休息规律后重测，重测后指标又趋于正常，这些都提示我们要认真对待复查，提前做些准备，否则不仅仅是浪费检查资源，有时甚至还会莫名受到惊吓。

增加有针对性的复查内容。即使久病没有成为良医，也要在慢病管理过程中了解自己的身体状况，有针对性地加强某些部位的检查。我属于不需要进行内分泌治疗的小部分患者之一,在"裸奔"的康复途中选择了中药进行辅助。虽然从医院和医生都进行了认真的选择,但长期喝中药是否对肝肾有影响是因人因药而异的,所以我在复查随访时请医生帮我着重关注肝肾功能的指标,一旦出现异常及时反馈中医医生停止或调整用药。又比如我在随访过程中发现自己的碱性磷酸酶指标一直超标且伴有腰酸腿疼,考虑到自己经化疗越过更年期直奔老年期,存在着很大的骨质疏松风险。由于不是使用内分泌药物不良反应引起的问题,我就去其他医院专科诊断,结果确实是骨代谢异常所导致。医生告诉我乳腺癌三阴和纯 HER2 阳性患者中也有许多类似情况,只要重视和提前干预骨健康,就可以降低骨转移的发生率。之后的几年中我除了在肿瘤医院做常规的复查项目外,还在华东医院骨质疏松科长期观测治疗骨代谢异常状况。目前骨密度由−2.4 上升到−1.9,破骨和成骨指标趋于稳定中。由此我深感个性化的随访和复查非常重要,是常规随访的必要补充。

乳腺肿瘤术后随访同手术一样重要,它属于肿瘤全程治疗的一部分,由衷感谢康复期随访遇到的所有医生,感谢他们为我们保驾护航!

专家点评

朱妮的分享娓娓道来,将她自己复查随访过程中的重要事件与大家分享。通过她细致的叙述,相信大家都意识到了,复查随访不能怕麻烦,该做的检查不能偷懒;检查结果不能过度概括,要在医生的指导下及时处理并随访。正如朱妮所述:"乳腺肿瘤术后随访同手术一样重要,它属于肿瘤全程治疗的一部分。"希望每个患者都能认真对待,但也无须因为临近复查而焦虑,谁还没参加过学校考试?乳腺癌诊疗后,医生还要看看你的康复成绩单呢,是不是?

第二章

生活还将继续

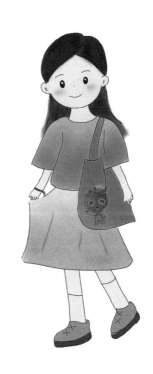

1 患侧手臂可以挂拐杖吗?

下肢出现损伤的情况下我们不得不挂拐杖行动,此时就会出现非常尴尬的意外情况(在术后恢复期明知不可以让患侧承受超负荷的肌肉使用,但因为特殊情况不得不使用各类拐杖帮助日常活动)。对此,我们会建议患者积极使用先进的下肢护具替代传统的固定方式,比如足部骨折会推荐使用下肢承重靴,膝关节损伤后会推荐使用铰链式支具。这样可以有效避免患侧不必要的负重。如果必须持拐,则建议选择更适合自己手术类型的拐杖,比如:髋关节置换术后我们会优先选用四点步行器,膝关节骨折术后早期站立行走我们会建议选择肘部拐杖替代双侧腋拐,等等。这里对于拐杖的选择以及如何使用需要咨询专业人士并需要进行反复练习,熟练掌握后可以循序渐进使用拐杖,其间避免引起患侧上肢肌肉酸痛感。

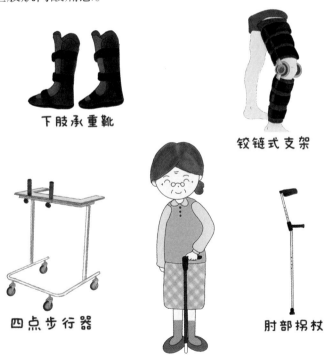

下肢承重靴

铰链式支架

四点步行器

肘部拐杖

借助护具和拐杖,避免上肢过度用力

2 患侧手臂可以牵遛狗绳吗?

养宠人士往往术后还会一如既往地带着爱宠散步,犬类需要定期遛弯。这里需要注意的是,犬只的体型和听话程度会直接影响到牵引绳子的力度和方向,在某些情况下,虽然力度很小,但如果方向不巧,也会造成损伤。术后早期,如果你还在康复治疗期间,我们会建议避免患侧(红绳标记)拉牵引绳。康复治疗期结束后,返回家庭生活、社会生活时我们建议养大型犬的患者保持避免患侧拉牵引绳,养中小型犬只的患者可根据康复治疗师的建议使用牵引器。一些牵引绳的设计比较符合人体工学并且不会明显增加手臂手指的压力,从而避免过度使用患侧肌群引起上肢水肿。

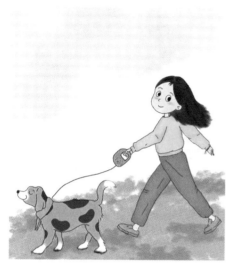

遛狗牵绳,请记得用健侧手臂

3 我需要单独练习呼吸吗?

很多人也许难以想象,难道呼吸还需要训练吗? 答案是肯定的,我们需要单独练习一种特别的呼吸方式——腹式呼吸。我们可以做一个简单的小实验:将你的右手放在你的上胸部,同时将你的左手放在肚脐周围。注意请轻轻放置,不需要挤压的感觉,然后心里默想着,左手要感觉到腹部在吸气时鼓起来,胸部不动;然后再自然吐气,此时会感受到肚子变瘪。然后你再反过来试一遍,吸气,右手感觉胸口鼓起,但是同时肚子不动,吐气胸口沉下去。如此重复3~5遍,如果你做起来非常轻松自如,那真的是一件高兴的事情,因为你接下来的呼吸训练会非常容易掌握。但是,也许你会发现,没办法控制这样的呼吸感觉,这时你也不需要慌张,那就意味着你需要从头开始慢慢练习呼吸技巧,

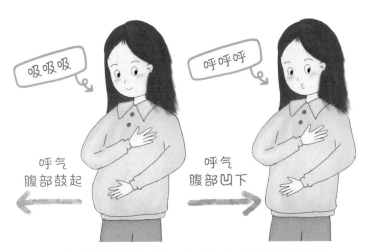

呼吸训练跟我做,吸气时腹部鼓起,呼气时腹部凹下

一步步达到"会呼吸"的状态。

我们为什么要练习呼吸呢? 提高我们的呼吸效率是一件收益百倍的事情,如果我们的呼吸效率增加,那么同样的运动时间内会提高我们的运动效率以及减少我们的运动疲劳感。而这些都是术后我们常常面临的问题:易疲劳、呼吸急促、容易运动过量等。一般这样的呼吸训练需要每天坚持,持续21天左右你会发现一些惊喜,之后再去加大呼吸训练时候的力度、幅度、深度,也可以进行不同体位下的呼吸练习。希望你可以一直坚持下去,就像刷牙、洗脸一样融入日常生活中,潜移默化,长期受益。

④ 乳腺癌术后可以练习瑜伽吗?

随着瑜伽运动的普及,练习人群的范围也越来越广泛,从儿童到八十岁的矍铄老人都会出现在瑜伽练习者的社群内。乳腺癌患者术前也许就是一个每天都需要练习的"瑜伽人",所以是否能重返瑜伽练习对他们来说也是一个重要的问题。瑜伽练习包含很多种类型和方式:比如呼吸训练、复元瑜伽、冥想瑜伽、阴瑜伽、理疗瑜伽、哈达瑜伽、热瑜伽、空中瑜伽等,这里就不一一列举了。

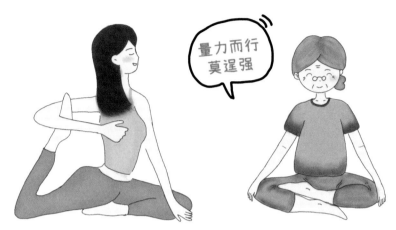

瑜伽建议量力而行,密切观测手臂是否肿胀

　　这么多的瑜伽习练类型当然也为瑜伽爱好者们在术后的不同时期提供了丰富的选择。如术后早期,即使在卧床期,冥想和呼吸都是一些不错的练习方法;然后随着术后伤口的愈合、关节活动度的恢复,可加入复元瑜伽、理疗瑜伽等,甚至是一些不需要上肢负重的体式都可以保持练习。其关键点在于自我身体的感知力,比如应该是哪里发力,不应该用到什么身体部位,这都是必须清楚的,如果实在无法自己感知,我们建议一步步跟随瑜伽老师进行练习而不是自己反复练习记忆中曾经能做的一些动作。

⑤ 患侧手臂可以打乒乓球、网球、羽毛球吗?

　　上面罗列的几种球拍类运动,都有一个共性,就是会要求运动者重复同一组动作的时间较长,因此对于术后的患侧上肢的肌肉抗疲劳能力有很高要求。我们平时谈论的力量好不好,常常指的是肌肉的爆发力,但其实很多我们日常的体育运动都是以要求肌肉耐力为主的,肌肉耐力就是其重复同一组活动时的肌肉疲劳感发生的程度;这三种球拍类运动中以网球运动的要求更苛刻,需要力量和耐力兼具。所以在进行这类活动时,往往是需要经过一系列的康复治疗后才可以进行尝试,在这里笔者建议在专业人员指导下逐步尝试。

6 我还可以游泳吗?

游泳运动其实是一项不需要太多关节负荷的有氧活动,也是一项可以覆盖全年龄段的有氧运动。术后患侧愈合后,甚至还会鼓励患者进行泳池里的患侧上肢主动活动,这在康复治疗中也很常见。所以纵观日常大众参与的运动种类,游泳是一种适合乳腺术后患者的有氧运动,但要注意动作强度和游泳姿势的选择。在关节功能恢复的过程中有不同的泳姿可以进行选择哦。

7 我还可以骑自行车吗?

骑自行车首先可以分为日常代步或者骑行运动,而骑行运动还要细分为公路车、山地越野、铁人三项自行车、室内竞速车等。如果说骑车仅仅是日常代步是可以的,而且并不需要特别的专业训练,只要你以前也会常常使用自行车代步就可以轻易找回骑车的平衡感。但是骑行运动是一个完全不同的领

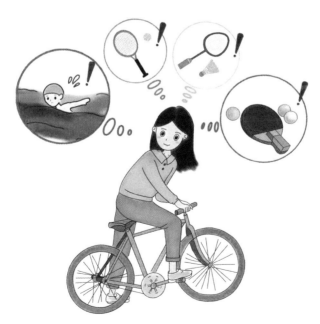

选择适合自己的运动,谨慎对待爆发力较强的运动

域，这要求有专业的训练，山地越野的话尤其需要控车能力。因此，如果你决定开始骑行运动，无论术前是否已经接触过此类运动，都需要从零基础开始按阶段训练，一直到你的康复治疗团队给你亮了绿灯，才可以适度地开始这项运动。

⑧ 我还可以跑步吗？

跑步是一项参与人数最多的运动，一双跑鞋，就可以随时随地开始训练。正因人群覆盖广，所以笔者经常被问到以下问题："医生，我还能跑步吗？""我还能跑马拉松吗？""我什么时候可以跑步啊？"……这一类问题非常多见，在这里一起解答。跑步按照耐力类型分为：短跑、中长距离跑、超长距离跑。这里需要明确的是，短跑、竞速跑、冲刺跑一般不会作为乳腺术后患者的跑步类型。但是中长距离、超长距离都是可以进行的跑步训练，中长距离一般是指0.8～10千米的跑步，是需要一定体能的跑步，但又因为距离适中，可以作为日常保持心肺、腿部力量的良好运动，是在术后可以重新开始的运动。超长距离跑，这十年来国人热衷的半程马拉松、马拉松、百公里越野等都属于这一类别，这要求有一定的意志力并且需要花费大量的时间和金钱的投入：跑步教练、日常损伤预防、日常放松、营养补充剂、跑步设备等，一般人想达到这一水准也需要大量的训练投入，因此术后的患者将会需要更多的投入和毅力才可以达到完赛的目的。这也是准备做超长距离跑步的你需要纳入考量的一些必要因素。

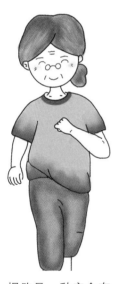

慢跑是一种安全有效的健康运动方式

⑨ 我还可以滑雪吗？

因为冬季运动在我国的兴起，近年来，越来越多的冬季运动成为我们的心头好,这其中尤以滑雪为首。双板滑雪中不可避免地需要使用滑雪杖,这一类运动需要一定的上肢力量,但完全可以通过康复训练达到目标。单板滑雪一直是滑雪中可以炫技的项目,无特技动作一般不需要上肢的力量支持,所以比双板需要更少的上肢力量。但是,需要注意的是,无论是双板还是单板,

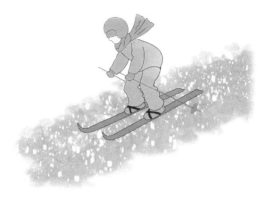

滑雪需要提前训练摔倒技术保护自己减少运动损伤

都需要认真学习摔倒技术,因为由于摔倒动作不当导致的上肢骨折、脱位并不在少数。这需要你在健身房进行反复的摔倒技术练习才能达成目标。

10 我还可以练拳击吗?

拳击运动是非常高效的兼具有氧、无氧、协调力、灵活度的一项运动,但也是少数群体参与的运动,所以一般有这种训练需求的是一直进行拳击训练的患者。拳击训练的特点是一定会有力量训练项目,一般我们会要求想继续练习拳击的患者必须积极进行康复治疗。首先跟随康复治疗师、物理治疗师团队从只能拎着一袋家庭常用食盐重量到可以进行杠铃重量训练,之后为了保持这种力量还需要进行积极的日常力量保持训练。这其中最重要的就是需要避免重量训练负荷过大引起的肌肉拉伤或者慢性腱病,因为这些都会导致患侧出现淋巴水肿(接受腋下淋巴结清除术的患者尤其需要注意)。一般决定继续练习拳击的乳腺癌患者都需要规律地与医生、治疗师保持随访和沟通。

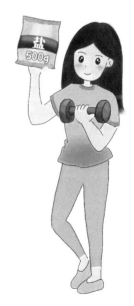

从举起一袋盐的重量,成长为一个"可以举起哑铃的人"

11 我还可以跳减肥操、健身操吗？

这也是一系列可以在家中独立完成、很有节奏感、动作也很自由的运动种类。术后早期，在慢慢地跟随治疗师恢复上肢基础能力的时候，还不可以做有上肢自由活动的减肥操、健身操，但是可以做只有下肢运动的项目。等到你的体能有进一步的提升的时候，你就可以开始先加入一些慢节奏的上肢活动，同时需要观察每次运动后的感受，如有疼痛、肿胀时需要及时与你的医疗团队进行沟通。至于具体该跳哪一种减肥操、健身操，建议根据自己的喜好来决定。

12 我还可以练习HIIT 吗？

HIIT 的全称是 "High Intensity Interval Training"，即 "高强度间歇式训练"，这个训练方法近年来非常流行，但是在乳腺癌术后领域，这类运动的研究还是比较新的。Schulz 等人于 2018 年首次进行乳腺癌治疗期间的 HIIT 干预，旨在预防或减少化疗的心血管影响。目前还没有证据证明以家庭为基础的 HIIT 的有效性，因此对于这类运动还需要进一步的研究来规范乳腺癌术后患者的家庭 HIIT 练习。因为家庭练习对于自己的运动身体认知、感知要求更高，往往自我执行力不高而导致无明显效果，所以如果你想去练习 HIIT，建议还是跟随教练进行练习吧。

13 我还可以潜水吗？

潜水很小众，乳腺术后是否可以潜水主要与治疗癌症使用的药物和其他疗法有关。治疗后和潜水前，必须评估潜水员的肺是否有可能增加肺扩张损伤（肺气压创伤）的风险。潜水时肺萎陷可能是致命的，不可冒险。有时候因为乳腺手术后患者的肺组织的灵活性和力量的丧失增加了肺损伤的风险，因此确实会有一些患者在患乳腺癌后不能重新潜水。不过，只要肺功能正常，而且潜水

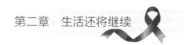

所需要的其余机能正常,患者最终有很大的机会能够恢复潜水。

14 患侧手臂可以做简单家务吗?

患侧手术后的恢复时间因人而异。我们通常建议在手术后的前2周进行轻度活动,患者可以使用卫生间和厨房,但建议尽量减少家务活动。鼓励以轻微保护伤口的姿势轻度步行,早期站立活动可以避免下肢血栓的形成。2周后,允许患者逐渐恢复正常的非剧烈活动。以前的一些常规家务劳动至少在6周内是不允许的。6周后,大多数患者能够恢复所有不需要拿重物的日常家务活动。重要的是要记住每个患者的情况都是独一无二的,外科医生和康复医生的团队会对你的家务活动筛检提供重要的指导。

15 我还可以织毛衣、做手工活吗?

织毛衣一般可以在术后6周自由进行。手工活范围很宽泛,有一些是非常精细的手部活动;而有一些甚至涉及木工、陶艺、金属打磨等。前者是很好的手部康复练习,是适合术后早期的康复锻炼;后者因人而异,而且为了达到能够完成这些手工活的目的,要进行循序渐进的练习,大部分都可以恢复到可以从事以前的手工活动。

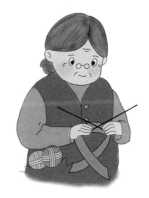

织毛衣本身有益于肢体功能恢复,但也需要注意维持同一个姿势的时间不要太长哦

16 我还可以用患肢写字吗?

如果你的惯用手因为手术被影响了,一般来说,短时间等伤口愈合后就

足以应对日常书写的要求，如果你要从事的是书法、工艺书写之类的写作，不是短时间内就能达到的，但是在基本康复后一般还是可以恢复原本的书写能力的。不过之前需要跟随康复治疗师团队经过一系列系统的物理治疗、作业治疗等。

17 我还可以坐飞机吗？

对于乳腺癌手术后的患者来说，航空旅行一直是个问题，很多时候患者都有一些担忧。媒体中有相关的报道描述了手术伤口、植入物和航空旅行中出现淋巴水肿加重的不良后果。目前有关高海拔旅行对乳房切除术术后伤口和引流的不良影响的文献证据有限。同样，乳房植入物的不良影响也仅限于病例报告和体外实验。但从机制上讲，压力手臂套的佩戴在气压变化的过程中会有一定的预防保护作用。此外，弹力袜抗栓塞和保持活动是乘坐飞机时必要的下肢静脉血栓预防措施。因此，对于乳腺癌手术后的患者来说，乘飞机旅行通常是安全的。

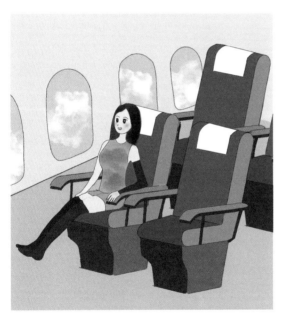

乘坐飞机时，请佩戴弹力袜和弹力手臂套

18 我还可以开车吗？

简单来讲，这个问题的答案肯定是："你可以开车。"但是手术后多久可以开车，这个时间的长短取决于术后恢复程度。引流管通常放置长达1～2周，在引流管还未拔除的情况下,患者不能随意开车、工作或提升手臂。引流管拔除之后可以开始非复杂环境的开车活动,而方向盘较重的情况下建议肌力训练逐渐恢复后再做尝试。如果你打算长途旅行或者去比较危险的崎岖路线,还是建议暂缓直到你的康复医疗团队允许。

⑲ 乘坐公共交通可以用患肢保持稳定吗?

一般公交车、地铁上都有站立位,而在站立位的时候就需要我们使用辅助拉手或者扶住立柱来帮助平衡,其实大家都会下意识地使用未手术一侧辅助抓握,唯一出现风险的情况就是急刹车时不自觉地用患侧上肢迅速抓握以防止摔倒。这一类动作造成的一些损伤,其实在未手术人群中也很常见,只不过术后患侧如果做了这一类动作,损伤的概率将会是未手术侧的几何倍数。在此笔者建议患者在康复治疗期间尽量避免使用患侧维持平衡,而当你的康复治疗师、物理治疗师开始指导你进行一些抗阻训练后再开始使用会比较合适。

⑳ 患肢可以长时间用电脑、手机吗?

现代社会,如果不长时间使用电脑或者手机基本上很难做到,而长时间使用这些电器带来的颈椎、视力损伤、上肢末端病等也非常常见。这些问题都是属于过度使用综合征,而术后并没有增加这些动作的使用难度,也没有证据表明它们会增加淋巴水肿等风险。所以,如果你长时间使用电脑、手机的话,将会和大家一样,增加颈椎病、眼部疾

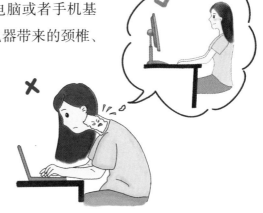

合理使用电脑,并注意坐姿正确

患、肢体末端病等疾病的概率,所以,无论是术前还是术后,请合理使用电脑、手机,尤其是在使用间隙记得休息与放松哟!

㉑ 我还可以成为背包一族吗?

出去郊游或者远足基本上是每一个人都可能会有的一种社交活动,这里我们不担心任何下肢的运动能力问题,对于乳腺术后的患者来说,最重要的是能否继续背负负重双肩包。不合适的双肩包将会加重患侧肢体淋巴水肿的风险。我们一般会建议,如果是日常生活需要背包,选择轻量化单侧背包,不使用患侧。如果是郊区远足,请轻量化你的背包并且选择有骨盆负重辅助的背包款,确保全部负重部位都是在骨盆带区域,而肩带建议选择宽、厚、软甚至是背心式设计。背包上身的感觉就是行动起来的时候所有重量都在骨盆,肩部仅仅是用感觉控制住包不会直接从背上脱落。最初开始进行郊野健行都要确保有经验的同伴随行,以便出现任何不适感时可以及时得到同伴帮助。

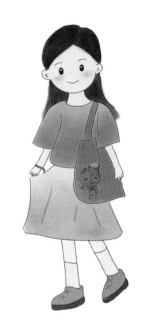

请尽可能做健侧手臂的"背包一族"

㉒ 我还可以穿运动内衣、塑形内衣吗?

对于女性来说,找到合适的运动内衣已经够难的了,它必须在你锻炼的过程中支持你,让你感觉良好,但是在做过乳房手术之后,这项任务就变得更加困难了。在隆胸、缩胸、提胸或重建乳房后穿着运动内衣可能会感到不舒服,甚至发生疼痛。

一般外科医生会建议患者在手术后的3至4个月内穿软的、压缩程度最小的内衣。伤口完全愈合后,需要换一个更有支撑性的胸罩,但我们不建议穿带钢圈的胸罩,因为它们会伤害重建的乳房。

许多女性想知道在乳房手术(如乳房切除术)后应该穿什么运动内衣、泳装;想知道平时穿着的衣服款式是否还和以前一样,特别是在戴了义乳或者乳房凹凸不平的情况下。

以下是如何在乳房手术后选择适合自己的运动内衣的一些小方法。

(1)先量一下胸围尺寸,再来确定罩杯尺寸。根据这些尺寸,可以选择一件合适的运动胸罩。

(2)确定活动水平。跑步比瑜伽更需要弹跳运动,因此每种运动都有细分领域专门的胸罩。了解高冲击性运动胸罩和低冲击性运动胸罩的区别,将为你进行锻炼提供正确的支持。

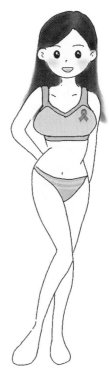

穿着大小合适的内衣,更有益于乳腺健康

(3)选择一种支持类型。压缩型扣带胸罩比密封型胸罩更容易穿,但不同的胸罩适合不同的女性。找一件在你不运动的时候穿着最舒服的胸罩,作为参照选择进行采购。

㉓ 我还可以穿紧身的正装吗?

这个问题一般取决于你是否做了乳房切除术或者使用义乳,术后你可以自己决定是否穿胸罩或背心,除非你的手术团队另有指示。一般乳房重建术后,据此选择合适的内衣,在康复后期和水肿稳定期紧身的正装不会出现副反应;但是在术后早期,还存在疤痕附近水肿、淋巴水肿的进展期的时候,穿着紧身的正装容易让你觉得不舒服。

24 不小心被撞到患肢或者患侧胸壁,我该怎么办?

一旦发生患侧肢体或者胸壁的碰撞引起肿、痛、瘀血等建议24小时内就医,因为这种情况会增加发生继发性淋巴水肿的风险并且会加长淋巴水肿治疗的治疗周期。所以当你面临这个问题的时候,请不要犹豫,尽快就医。

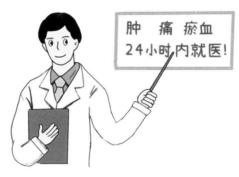

如果有患侧肢体碰伤,建议及时就医

25 不小心患肢过度用力了该怎么办?

过度用力会发生在突然的动作上,有时候仅仅是简单的拎行李箱、提菜篮子、晾一件重的衣服等,这个在患侧肢体上会产生明显的一个受力感,但不一定有刺痛或者拉伤感。一般这种情况都会被患者忽略,等到接下来出现进行性或突发的淋巴水肿才会想起来,是不是上次不小心伤到了手臂?如果你确实担心是否过度用力了,而且自己无法确认后果,第一步就是停止再去做同样的动作,然后触碰一下自己感觉过度用力的肌肉感觉,如果肌肉组织摸起来很紧张的感觉,那么接下来3天都需要尽可能休息患侧肢体并积极抬高患侧促进静脉回流,如果3天后情况未缓解,请及时就医。

26 我要搬去热带地区居住对患肢有影响吗?

淋巴水肿仍然是乳腺癌治疗的主要长期并发症之一。腋窝淋巴结清扫、前哨淋巴结活检和放射治疗可能损伤腋窝淋巴系统的分布或功能,与淋巴水肿的发生、发展相关。淋巴水肿也会导致功能性、心理和社会性疾病的发生,并降低与健康相关的生活质量。年龄大、体重指数(BMI)高、手术范围广、腋窝淋巴结清扫、放疗、术后并发症、肩部活动范围缩小是重要的危险因素。而温度的变化对于水肿分类相关性最高的是静脉水肿，因此热带的气候将会直接影响静脉水肿的患者的生存质量，而不是乳腺癌术后淋巴水肿患者的生存质量。如果更喜欢在热带生活，那就去吧！

27 我可以泡温泉、桑拿、长时间洗热水澡吗？

天然温泉桑拿浴，热水直接从地下冒出来，它富含各种对身体有益的矿物质，这是一个理想的温泉池。在实际情况中，我们没有条件经常去泡天然泉水，大部分时候是在家中泡澡。乳腺术后化疗、放疗时期患者体质虚弱、免疫力低下，即使有条件泡温泉，也需要有人协助并且环境足够安全。单纯的洗热水澡对已经没有伤口感染风险的乳腺术后患者是没有影响的。有时候治疗师会要求有淋巴水肿的患者注意不要泡热水澡，但这也是在你的淋巴水肿治疗期间。其余时间，当已经结束淋巴水肿治疗时，是可以去享受一个热水温泉的。但切记量力而行，不要过度受热，否则可能导致淋巴水肿的发生或者加重。

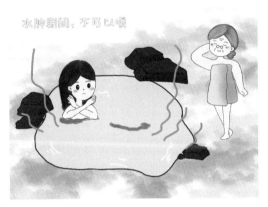

水肿期间不能泡温泉，非水肿期也请注意泡温泉的温度和时间长度哦

28 我怕冷可以贴暖宝宝吗？

毫无疑问，在大部分情况下热可以缓解肌肉酸痛，要用热来缓解疼痛，带湿气的加热垫比暖贴更迅速。但是对于关节疼痛，比如肘部和膝盖，暖贴会更

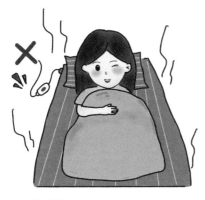

注意取暖的时间和温度,否则容易加重水肿

加持久,这样可以不至于影响正常生活的节奏。

使用暖贴时要严格注意以下几点。

(1)不要在裸露的皮肤上使用加热垫或者暖贴。

(2)不要开着加热垫睡着。如果你服用的药物会让你昏昏欲睡,或者在某个部位没有感觉,你要非常小心。

(3)不要在新的伤口上加热,因为高温会增加出血。

(4)在接受放射治疗的任何部位都要避免热敷、热疗、热辐射等热力增加的方法,在治疗结束后6个月内一直需要避免这种情况。

(5)不要对任何血液循环或淋巴循环障碍的部位加热。

(6)每次用加热垫热敷不要超过5～10分钟。

㉙ 我还可以做按摩、艾灸、针灸、拔火罐吗?

这需要你的医生的建议或护理团队的协助,才能知道这些治疗造成的皮肤刺激对你来说是否安全。另外,需要注意的是,如果你正在接受放射治疗,不可在治疗区域涂药膏、薄荷醇或搽剂,而且不可在治疗区域接触极热或极冷。如果你正在接受化疗,一些对皮肤进行的治疗术可能会导致恶化皮肤相关或神经病变的不良反应。

因此,请你在做按摩、艾灸、针灸、拔火罐这些治疗前,仔细询问你的医生,尤其是放疗或者化疗期间。

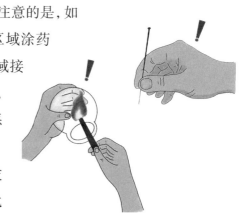

谨慎对待有创诊疗

30 我还可以用止汗产品、香水吗?

在医学文献中,没有强有力的流行病学研究将乳腺癌风险和止汗剂或香水的使用联系起来,也没有科学证据支持这一说法。事实上,2002年发表的一项精心设计的流行病学研究,对813名患有乳腺癌的女性和793名未患乳腺癌的女性进行了比较。研究人员发现,乳腺癌风险与使用止汗剂、除臭剂或腋下剃毛之间没有联系。另一项研究显示,年轻时被诊断出乳腺癌的女性,与年龄较大时被诊断出乳腺癌的女性相比,她们更早使用止汗剂或刮腋毛,而且更频繁,但并没有与乳腺癌的相关性结论。

这些并不是很强烈的证据,也许提示我们更应该辩证地去看待这个问题,笔者这里还是建议,在不明确研究结论的情况下,还是尽量避免在你的腋下喷涂化学制品。

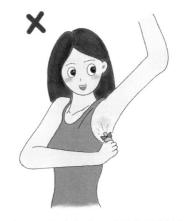

请尽可能避免腋下喷洒化学制剂

31 乳腺癌术后多久可以恢复工作?

乳腺癌治疗后什么时候可以重返工作,这将取决于你的自身感觉、工作内容、财务状况。如果工作确实给你带来了身体或精神上的压力,你可能需要更多的时间来准备返回工作。当然每个工作单位都是不同的,会有不同的政策和程序,下面的建议可能会帮助你和你的工作单位探讨合理的调整。

(1)分阶段复工:阶段性回归工作是指逐渐回到你的工作和工作场所。如果你因乳腺癌治疗而不能上班,你的工作单位可能会提供这种待遇。

(2)暂时改变你的工作模式:你可能需要和你的经理或人力资源部门谈谈,要求短期内改变你的工作时间或天数。

(3)调整你的角色:有时领导可能会对你的工作角色做一些改变,如果可能的话,在一段时间内让你做一些轻松的工作,减少你的工作量。在与领导讨论后,也可能会调换你的职位。这取决于你的工作类型和工作环境。

(4)应对不良反应:你的领导其实很难知道如何帮助你,也很难理解治疗可能带来的不良反应。以下的建议可能会帮助你的工作单位改善你的工作环境。

① 如果你在办公室工作,你可以改变你的办公桌位置,确保你的通风环境更好或离厕所更近;

② 经常休息有助于提高你的工作效率;

③ 如果你必须穿制服,和你的工作单位讨论是否可以根据自己的需要调整。

(5)跟同事沟通:一些人发现同事们不了解乳腺癌的诊疗以及乳腺癌对日常生活的影响。你可以跟同事解释你的治疗方法,或者给他们一些信息让他们阅读。这可能会让你在工作中感受到更多的同事的支持。

(32) 乳腺癌术后,什么样的工作状态是合适的?

大多数时候我们并不会去依赖工作来进行疗愈,但不可否认的是,重返工作岗位是一个非常积极的步骤,可能会帮助患者恢复曾经的作息时间以促进康复。当然,在尝试返回工作的过程中许多人感到失望和沮丧,因为这并不如他们想象的那么容易。这也可能是因为他们正在经历治疗的不良反应,比如不同寻常的疲劳感,或者在诊断出癌症后正在适应周围同事和人际关系的改变,而这可能带来的情绪变化会对他们在社会角色中的状态带来一些挑战。这时候你就需要与治疗团队、人力资源(HR)部门和你的上级讨论你重返工作的计划并做合理的调整,以帮助你重返工作岗位。但并不是每个人都能做到长期维持很好的工作状态,有些人会因为疾病永久放弃工作或提前退休。总之,合理的调整是必需的,让你觉得积极向上、不过度疲劳的工作会更有利于你的康复。

(33) 我办公时是坐着好还是站着好?

办公室人体工学的一系列研究指出,职业所导致的姿势综合征,其实是因为我们长期维持一种姿势而导致的同一肌群的过度使用。长期维持一种姿势是不健康的，所以我们在工作期间要适时休息，变换姿势。只要你乐于恢复自己的工作状态，那么和你的同事一样，无论本来是坐着工作还是站着工作，每一小时起身活动或者每一小时变换工作姿势，这都是很好地预防脊柱姿势疾病和下肢静脉血栓的有效手段。

34 乳腺癌术后如何控制体重？

有些人在化疗等治疗期间或之后体重增加，主要有以下几个原因：在治疗期间，你的饮食习惯可能会有所改变，例如有些人会渴望并吃下更多高热量的食物，或者他们的口味可能会在化疗期间改变；多西他赛导致的水钠潴留或与化疗一起使用的类固醇类激素也会导致体重增加；内分泌治疗或化疗等治疗引起的围绝经期症状也会包括体重增加；当你接受治疗或从治疗中恢复时，你可能会比平时更不爱动。减肥并不总是那么容易，它需要时间。减肥的动力不但来自关注外表，还有健康的现实需求。有证据表明，超重会增加乳腺癌发生及复发的风险。

如果你想减肥，设定一个现实的目标很重要。目标是通过健康的饮食和定期的体育锻炼每周减重0.5～1千克（1～2磅）。总体来说，"管住嘴，迈开腿。"避免那些快速减肥的流行饮食方式，因为只有慢慢地、稳定地减肥，才更有可能保持体重。如果需要专业协助，你也可以积极地去进行营养咨询和运动咨询来配合体重控制。

35 患侧手臂可以被宠物舔吗？

没有什么比家里的宠物（狗比其他宠物更爱舔你）爱的舔舐更让人温暖的了，尤其是在经过了特别辛苦和疲惫的一天之后。虽然宠物的吻是无价的，但我们还是要清醒地意识到宠物唾液的潜在危害，它们的吻并不是无菌的，尽管

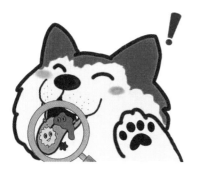

狗狗的舔舐很治愈,但也要谨慎潜在皮肤感染哦

健康的成年人不太注意到这种欢迎形式可能有一些负面影响,但是患者的免疫力在术后恢复期、化疗、放疗时期都会出现明显下降,此时如果宠物舔一些有伤口的患肢体,伤口处有时候会出现明显的红、肿、热、痛等一般炎症反应。如果有时宠物在你不注意的时候,用它的舌头舔舐街上的一个被丢弃的食物袋,那可能会带来一些麻烦的问题,包括鞭毛虫、沙门氏菌和弓形虫。所以,在免疫功能受到影响的治疗时期还是不要给它们机会舔你吧。

36 乳腺癌术后练八段锦有什么好处?

气功常常是中国人为健康所做的各种传统运动和治疗的总称。传统中医认为,气功可以改善人的生活,整合身心。这里所说的八段锦是传统气功运动的一个分支,是一种温和到中等强度的有氧运动,它由八个几乎毫不费力的动作组成,作用于特定的身体部位和经脉。八段锦是一种温和、安全的有氧运动,适合全部年龄层的各类患者家中自我练习。相对于其他有氧运动,八段锦的入门门槛更低、安全系数也更好。虽然说性格比较急的患者似乎不是很喜欢这类运动,但这的确是一种锻炼自己不要那么焦虑和急躁的良好形式。

37 乳腺癌术后可以练习太极拳吗?

我们讲了很多运动的好处,但是我们也不得不遗憾地面对一个事实:患者在诊断后和康复治疗期间减少体育锻炼是很常见的。此外,虽然研究发现系统的康复治疗后患者确实能增加运动,但很少能回到诊断前的水平。此外,传统的运动方式(如步行、骑自行车)通常是按照运动处方要求完成的,但患者能长期坚持的概率往往相当低。

此时，我们就需要寻找一种安全又有趣，既能坚持又富有挑战性的项目，那太极就是极其适合的。

有研究发现，打太极拳在提高术后患者的自尊和生活质量方面有一定作用，与心理社会支持组相比，练习太极的术后患者改善了心肺功能、肌肉力量和柔韧性以及生活质量，而对照组在有氧能力、肌肉健康和生活质量方面都有所下降。一项对近900名乳腺癌术后患者的广泛分析和系统回顾表明，与非运动疗法相比，打太极拳对生活质量、疼痛、肩功能、手臂力量、减少焦虑和疲劳都有积极影响。

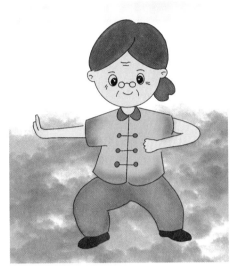

太极是适合绝大多数乳腺癌患者的健康运动

总之，打太极拳对乳腺癌患者有积极的身心影响，不如先把打太极拳加入你的运动单里吧。

38 乳腺癌患者适合做有氧运动吗？

顾名思义，有氧的字面意思是有氧气，指的是在肌肉产生能量的过程中使用氧气。有氧运动包括任何类型的运动，典型的是那些在较长时间内以中等强度进行保持心率增加的运动。在这种运动中，氧气被用来燃烧脂肪和葡萄糖，以产生三磷酸腺苷，这是所有细胞的基本能量载体。最初在有氧运动中，糖原被分解产生葡萄糖，但在没有糖原的情况下，脂肪代谢开始。后者是一个缓慢的过程，伴随着运动表现的下降。有氧运动有很多种，一般来说，有氧运动是一种在较长时间内进行中等强度的运动。比如慢速跑、长途骑车、网球单打、非竞速游泳、舞蹈、椭圆机等。在有氧运动中，你的呼吸和心率增加，这有助于保持心脏、肺和循环系统的健康。已经有足够的证据表明良好心肺功能的保持是维持健康状态的必要条件,因此所有的乳腺癌患者在早期康复期就需要积极开始舒适的有氧训练。

㊴ 乳腺癌患者适合做无氧训练吗?

首先这里要明确一点,无氧运动并不适合每个人。不管是乳腺疾病术前还是术后,如果从事的活动或运动需要节奏和耐力,那么无氧运动不适合你。然而,如果需要你在非常有限的时间内有高强度的能量爆发,使用无氧运动训练将是有益的。无氧运动的类型包括短跑、短时间内快速连续卷腹、俯卧撑或者进行高强度的举重。通常都是因为某种运动项目的需要而不得不无氧运动。这里我们需要指出的是,对于患者来说,无氧运动不是一个维持健康必需的运动类别。

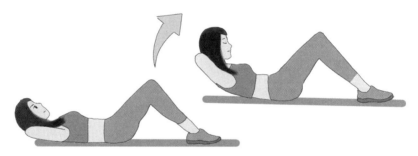

连续卷腹有益于腹肌训练但属于无氧运动,需要谨慎对待

㊵ 什么是抗阻练习? 我该怎么做?

在自然科学中,做功就是物体抵抗阻力的运动。我们在地球上的任何动作都需要做功来抵抗阻力,如摩擦力、空气阻力和重力,但我们这里指的是狭义上的抗阻训练。抗阻训练简而言之就是对抗阻力的一类训练方式,范围极其广泛,有简单的自身重量的训练(平板支撑、臀桥等)、弹力绳训练、哑铃训练、健身房各类器械等,这些都属于抗阻训练范畴。如果你本身就爱运动,你的抗阻训练随时随地可以进行,但是其强度、频率、注意事项必须要根据康复治疗师、物

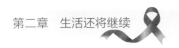

理治疗师的运动处方循序渐进地进行，不得擅自突然恢复到术前的运动水准。

41 什么是心肺锻炼？我该怎么做？

心肺锻炼，包含心功能训练、肺功能训练或者常见的有氧训练。美国心脏协会（American heart association）曾发表的研究报告称，基因对人的心脏功能有20%～40%的影响。此外，肺功能中一个重要的指标肺活量，女性的肺活量往往比男性低25%，无论男女，肺活量都会随着年龄的增长而下降。这并不是说基因、性别或年龄会阻止你改善自己的心血管健康。从乳腺癌围术期开始，建议你马上进行床边康复，比如你需要开始进行系统的心肺功能康复，康复医师会全程跟进你的康复，直到你可以回归社会、回归家庭和适合你的运动中去。

选择合适的心肺运动的第一步是找出你喜欢的活动。想想什么适合你的个性、什么适合你的生活。因为如果不喜欢这项运动，你就不太可能长期坚持下去。

你可能还不知道自己喜欢什么。在这种情况下，可以尝试几个不同的活动，找到一个或几个你最喜欢的，比如慢跑、打太极拳、跳健美操等。这个过程中不要害怕尝试一些你的治疗师所建议的运动。

42 手臂的功能锻炼需要坚持多久？

在术后的整个康复过程中，功能训练必不可少，而康复团队会按你的状态制定数个短期康复目标、长期康复目标，所以整个康复进程取决于每一个患者的目标，比如A的目标是我可以自己做家务；B的目标是我要去打拳击；C的目标是我要返回我的工作岗位。那么A、B、C这三位到底是谁将会需要更长的手臂功能锻炼时间呢？答案其实没有标准，因为每一位的状况都是不一样的，而他们的康复计划也将是独一无二的，且可能是需要维持终身的。但是无疑B需要更多的强化训练来达到他（她）可以打拳击的目标。

43 乳腺癌术后何时可以开始运动锻炼?

术后第一天苏醒后你就可以开始进行运动锻炼,哪怕仅仅是呼吸训练,或是握拳锻炼,都是一个良好的开始。循序渐进地锻炼,必要时咨询你的医生和治疗师,寻求必要的帮助,也可以微信搜索"妍康e随访"找到全程管理中的康复中心,来循序渐进地进行运动锻炼。如果还没有开始锻炼的话,请记得,"永远不迟,随时可以"!

44 手臂大回环运动是否有助于上肢功能恢复?

手臂大回环运动是我们最常在小区的运动广场上看到的一项运动,一般肩周炎的恢复训练中手臂大回环运动是一个不可或缺的训练项目。但是乳腺癌术后,在治疗师并没有建议上举可以超过90度、120度、150度等这些度数的时候,你还是积极地花点精力在运动康复处方上比较合适,我们并不推荐无医师指导下的大回环运动,因为有可能导致损伤。在康复后期,基本上患者已经开始日常活动和简单运动不受限制的时候,治疗师也会教你如何正确地做手臂大回环运动,此时才是一个好的时机。

45 手臂锻炼期间会有疼痛,我该怎么应对?

锻炼期间的任何不适,都要及时与你的治疗团队进行沟通,等待观察时间不宜超过24小时。这里给出一个小的自我观察指标:如果两个小时内疼痛明显缓解和消失,无须担心;如果两个小时疼痛未消失并进展,请密切观察并联系你的治疗团队进行约诊,其间不建议擅自服用或者涂抹药物、精油、冷热敷等。

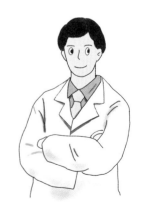

运动锻炼期间如果有任何问题,请及时与你的治疗团队联系

我的运动之路

快乐百合

今天想跟大家聊聊我的康复感受。自2009年手术以来,我经历了多重的治疗手段,为了补充营养,家人一直好好照顾我,总是很多菜,荤素搭配,老是觉得我不能太累,需要休养。家务活我干的少了,人也发胖了。老妈说我怎么那么胖,上海话说像"阿福哥"。我不知道该如何减肥,还害怕运动过量。

有一天老公提议我办健身卡,其实我从来也没想过去健身房锻炼,但我喜欢游泳,想着或许可以游游泳吧,又恰逢那年年底打折,就办了两张捆绑的家庭卡。

起初,也是断断续续,2017年、2018年才去了几次,当时买了32节教练课,是套餐价。但是我明显跟不上节奏,上几次课体能就不行了。后来也就不怎么想上了。

当时,看到朋友圈有个朋友一直发锻炼身体的视频,打一种拳,也是全身锻炼。我留意观察了半年。不知道是因为太胖还是什么原因,有段时间,我腰椎间盘膨出,影响到坐骨神经和左脚,有时走路都很难受,即使做理疗也不见好转。而这个朋友以前也是腰椎间盘突出,严重的时候,躺在床上起不来。她说因为练拳的一些基本功,现在基本没有这些腰椎症状了。我也就跟着她一起报名上课了。老师是北京的非物质文化传承人,推广一种古老的中国拳种——白猿通背拳,采取大部分时间网络授课,偶尔老师现场教课,所以收费也不是很贵,基本可以长期学习。同时我也结识了一些优秀的拳友。不过,这需要自己坚持,因为平时老师都不在,你只能自己练。所以,有时会偷懒,就不练了。腰椎的问题有时会有好转,但还不完全。就这样断断续续练了两年多,体重却是没怎么减下来。

直到2019年5月左右,那时我体重64.2千克,体脂率35,挺高。这时,我不得不开启重新去健身的模式。幸好接待我的新教练C比较细心,我说我的右臂淋巴开过刀，负重不能超过5千克的重量。C教练就采取了小重量多次数的模式，主要培养运动兴趣和坚持锻炼的习惯。一年后，到2020年6月体重降至61.6千克，体脂率也降到了28.4，是历史最好水平。

然而，天公不作美。2020年6月10日的一次家庭旅游中，我不小心在山庄的房间卫生间洗澡时滑了一跤，造成左臂肱骨撕脱性骨折。还好没有错位，看了三个医生，都建议保守治疗，就这样受苦受难，绑了三个月。骨科医生说，骨折就是这样，先要固定不能动，等骨头长好了，就一定要动，做康复训练。这次意外，也让我开始格外重视骨质疏松的问题，监测和服用治疗骨质疏松的药，现在从骨质疏松-2.5已经进步到只是骨量减少。所以，我们也需要多在户外散步、晒太阳，让骨骼更健康。

因为需要康复训练，经过推荐，找到了所在健身所的一位经验比较丰富和专业的Z教练，一周三次，坚持了3～4个月，之后才恢复常规的训练。目前的手臂已经完全正常，和右臂一样灵活自如。2021年4月5日，跟家人去扫墓的途中，又不小心左脚踝扭了一下，有轻微骨裂，只能再次绑着绑带一个月，然后继续请Z教练帮忙康复，目前也恢复了正常。现在我对自身的行为和骨质疏松问题就比以前更关注了，不能再发生类似的情形。因为两次的意外，正常的训练就被打乱，所以体脂率又有了回升，现在还是有点高（32.3）。社区的年底体检，医生说肝脏有轻微脂肪浸润，虽然不严重，但还是让我下定决心，要把体脂率降下来，因为这也会降低乳腺癌复发转移的风险。同时，我也领会到，锻炼是件长期的事，等把课上完，学会了如何做，以后也需要适时坚持才能保持。

有意思的是，我有次在微信上看到一个活动，介绍八段锦。我也是一直挺想学八段锦的，而且这是个公益免费活动，我就报名了。花了4周的时间，每个周末去长宁民俗文化中心上一小时的课，这也是个非遗项目。这套操全名叫八段锦气功，很柔和，做完以后，整个人就开始发热，全身活络了，还不需要任何器械。我觉得很开心，能找到正宗的老师学到这套中华古老的身法。

所以，我们每个人都需要根据自身的情况去运动。我感觉自己还是属于比较好动的人，所以并没有觉得枯燥。当然初期选择合适的老师或教练也是帮助自己坚持和提升的关键。以前我觉得去锻炼这么累,有意思吗?现在耳濡目染,又学到很多知识,才知道其实生命在于适合的运动,运动能提高心肺功能、体能,对自身的生活质量有很大的帮助。现在我调整心态,每次的训练就当向年轻人的一次学习,会肌肉酸,也会挥洒汗水,但是这就是身体的进步。我这次体检,胸部CT显示之前的肺内磨玻璃密度影已经变淡变浅,这是让我没有想到的。而且腰椎膨出的影响也变得很小了。

最后想说一下运动的体会:一要根据自己的经济和身体情况,选择喜欢的可以坚持的运动;二是运动让我感到虽然身体有受过伤或者残缺,但是其实精神不能残缺,一般人可以做的动作,我基本也可以做;三是体能提高后,就更觉得自己不像是病人,有很多社会活动或者工作也有能力去参加,甚至在这期间,我还考到了高级对外汉语教师证书。希望自己的一些运动体会可以给病友提供参考和帮助。

 专家点评

　　感谢快乐百合直接将运动惰性这个问题放在了桌面上与大家分享并探讨其成因。任何事情如果能直面其发生的原因,我们就能够避免反复踩同样的坑。快乐百合最终能够成功地体会到运动的正面效果并去享受它的原因是她自己的坚持和学习的好奇心。其实我们开始做运动的时候,都会有一点惰性,而且也会轻易就放弃,尤其因为一开始运动时我们并不能体会到飞速的进步以及大家口中运动的欣快感,反而随之而来的是全身酸痛,这些都是我们没法坚持运动的几个拦路虎。快乐百合文中对自己的前期运动失败进行了非常深刻的经验总结,尤其在最后还为大家做了一个非常宝贵的总结分享。这些重点还真是我们在选择运动方式种类时首先要拎出来的重点:①性价比;②热爱;③自信;④保持学习新事物的热情。当然更快捷的办法是咨询你的康复医生。

2-2 患者分享

康 复 随 感

雁 儿

感觉很久没有写点什么了,妍康沙龙让病友们结合自己的情况写写自己的康复状况和某些因素的关系。从我自身而言,我想从两方面谈谈。

一、运动对身体的康复帮助

七年前的一次体检,查出我得了乳腺癌而且已经淋巴转移,和大多数病友一样,医疗上我经历了手术、化疗、放疗、内分泌(需要10年)的全套治疗,精神上我也经历了从恐惧到彷徨,到慢慢接受,到稳定,到最终走出来的全过程。

1. 运动对患肢恢复的意义

治疗的过程是痛苦的,手术后,由于患处淋巴清扫,导致左胳膊无法正常抬起,根据指南这个时候必须每日坚持做康复操,手放在门上要慢慢向上爬,这个简单的动作对于正常人来说不费吹灰之力,但我每向上一毫米,都会疼得大汗淋漓。坚持还是放弃,结果将是截然不同的,不放弃但也不强迫自己,坚持每天运动一点点,每次进步一点点,奇迹就在坚持中显现。现在的我患肢不但完全康复,而且所做的范围已经超越大多数的同龄人。

2. 运动对身体机能恢复的意义

手术后最难的就是化疗,药物作用让我吃不下、睡不着,身体在那段时间变得极度虚弱。为了尽快恢复体质,在家人的陪同下,每天坚持少量运动,天气好就出去走走,天气不好就在家打太极拳,无论怎样都不会中断。化疗结束进入放疗阶段时,身体已经基本恢复到术前的八九成,体力也好很多。这时候慢运动对我来说已经不够了,于是我开始恢复游泳运动。游泳对于乳腺癌患者的康复是极佳的,在水中需要四肢和身体各个部位的协调,而且这种运动不是很剧烈,同时水的浮力对我们的患肢又能起到按摩的作用,防止水肿现象的发生。

总之在治疗过程中不能在家养尊处优，要按照医生的指南选择自己喜欢的项目动起来，这会对自己身体的恢复起到很大的辅助作用。

3. 运动可以帮助癌症患者度过焦虑期

医院内的治疗结束后将会进入漫长的康复期，每个经历过癌症的人，在随后的生活中内心都或多或少承受着复发风险的折磨，身体上的一点点风吹草动都会让自己怀疑是否复发或转移了，接着就是无休止地焦虑。我也一样，手术后的第五年的一次例行复查，影像说疑似骨转移，接着就是各种跑医院再次检查，可惜的是所有检查手段都使用一遍后，所有结论都是疑似，无法给出明确的诊断。焦虑也慢慢呈现出来，失眠、无食欲、不愿意干任何事情。怎么办？总不能让自己如此下去。

舞蹈拯救了我！舞蹈也是一种运动，而且是一种让人忘却烦恼，沉浸在愉悦中的运动，选择悠扬悦耳的舞曲，每天在体操房舞一段。挥汗如雨的过程中，让自己慢慢沉浸在里面，哪怕是暂时的，也是愉悦的。

从查出乳腺癌的那天到现在已经快八年了，每个阶段不同的运动一直陪伴着我。现在仍然保持每天两小时的舞蹈，虽然偶尔身体的不适也会让自己多疑，但运动带来的快感又很快占据了主导，生活也就愈来愈开心，自己也变得愈来愈自信。

二、夫妻间的和谐生活对癌症患者康复的作用

这个话题估计很多姐妹不愿意谈及，但它确确实实存在且无法避免。根据我的自身感受，简单说说。

我和丈夫一直感情很好，相敬如宾，生活中的方方面面都很和谐。2014年手术后，我左乳全切，身体上就呈现了残缺的一面。追求完美的我，不愿意面对自己的身体，更不愿意把残缺的身体暴露给最爱的人。同时还有另外一层担忧，就是担心夫妻间的生活会产生过多的雌激素（我是内分泌型的），但经过医院的科普之后，我才知道促使性行为产生的激素不是雌激素而是雄激素，对我们的病情没影响。

　　虽然知道性行为不会影响自己的病情，但在身体已经恢复之后还是拒绝和先生同床，谎称同房会产生雌激素，影响病情。善良的先生没任何怀疑，默默承担着一切。两年的时间，看着先生忍受的同时，自己也很痛苦，我有些不忍，更觉得自己自私，便下决心尝试着恢复和先生在一起。先生没有因为我的身体残缺而对我表现出一丝丝的冷漠，反而更加体贴。我在先生的关爱下，享受着女人该有的性福，心情放松，精神愉悦。我们夫妻间经历了这场磨难后，两颗心更加紧紧依靠在一起。

　　幸福的家庭对于我们这些乳腺癌患者来说无比重要，亲情给了我们战胜病魔的力量，爱让我们勇敢面对困难，携手一路砥砺前行。

专家点评

　　雁儿很认真地与我们梳理了一条时间线，术后早期、放化疗时期、康复治疗期、康复后期运动的目的和感受。在这8年的身心康复的历程中，雁儿尤其在文中提到了精神健康对自己的影响，我相信雁儿在写下来的时候，也是重温了自己的这段心路历程，似乎看着当时那个彷徨焦虑的自己在身边人的陪伴下一点一点成长为强大的自我，从而去发现舞蹈这种给自己带来欢乐的运动。舞蹈是一项集心肺功能、平衡协调能力、核心力量、姿势矫正、重建社会链接于一体的综合性运动，它恰恰也是激发自信心和自我魅力的一种非常有效的激励方式，请雁儿一定要坚持下去。雁儿第二点提到的夫妻的和谐共处，幸好雁儿认真参加医院的科普，夫妻间的和谐性生活是美好爱情的催化剂，有些时候如果遇到一些心理障碍或者其他情绪原因导致无法享受和谐性生活，我也会建议大家要及时与你的医师或者亲密关系方面的心理咨询师积极沟通和寻求帮助，幸福是靠自己争取来的！

运动是一种生活态度

朱　妮

　　2016年底的一次体检我被查出左乳有3个病灶,经手术活检都是恶性,施行"全切+背阔肌同期重建"手术,之后四次辅助化疗,那年我47岁。

　　之前我是一个很宅很安静的人,不喜欢运动,侥幸没有淋巴清扫且术后由于积液一直没有消除,我以为可以忽略爬墙等康复训练,就一直小心翼翼不敢有过多或幅度过大的活动。直到化疗结束当我拔下PICC管(经外周静脉穿刺中心静脉置管)时,发现自己的患侧手臂抬举已经非常受限,手指只能触摸到下巴,这时候真的着急了。随访时医生告诉我早期进行康复训练的重要性,即使没有清扫淋巴也要尽早恢复功能性的锻炼,否则肌肉、软组织和神经都会飞快地萎缩,手就废了。当时我想,胸没了可以整形,手臂功能受损将会严重影响生活自理,就会继续给家里添麻烦,这是我最不愿意的。回家后我从爬墙训练开始,每天进步一点点,每周给自己制定一个小目标。我还咨询康复医生,用棍棒作为辅具,练习上臂外展、外旋和内旋,没过多久我惊喜地发现手指已经逐渐能够触摸到同侧耳朵、头顶甚至对侧耳朵,这大大增加了我的自信心。

　　就在我独自苦练日益进步的时候,发现手臂虽然能够抬举过肩,但患侧后肩部肌肉(斜方肌)也越来越凸显,两侧明显不对称,一开始只觉得不好看但无关痛痒就没把它当成一回事。偶然的机会我遇到了一位康复师,他告诉我很多人都有不同程度的这种现象,是由于锻炼不当造成肌肉代偿致使肌群失衡,难看只是表象,长期如此会引起颈椎病和脊椎侧弯。在他的建议下,我面对镜子进行训练,做抬举动作的时候尽量肩膀下沉,或者让家人帮助控制肩膀,这样来避免随着上举而造成缩肩而达不到预期的效果。虽然我的抬举高度下降了,但不依靠借力更能显示手臂正常的抬举极限。有时我跟着音乐练习,心情也得到最大程度的放松,就这样坚持了半年。

　　训练是枯燥的,当手臂和肩背活动范围进步到一定程度时,即可以自如穿内衣、做家务无障碍时,我和家人都满意地认为该运动可以告一段落。这时候恰巧参加了一场肿瘤医院组织的关于加强运动可以降低复发率的科普讲座,对于大病康复期一心想活得长久活得有质量的我来说,这场讲座犹如及时雨。当我得知一周3～5次且每次30分钟以上的中强度训练可以降低近40%复发率时,觉得一定要靠自己去养成良好的运动习惯自救,于是我办了健身卡开始有意识地安排有氧和无氧训练。这期间经常有惰怠情绪坚持不下去,但听从了家人的劝告不要给自己太多的压力,从兴趣入手。发现自己对舞蹈还是比较感兴趣,尤其是很多人在一起做有音乐有美感的肢体运动是件很开心的事情。于是会所里凡是舞蹈课我都一一尝试,去寻找最适合自己的课程。当时乳腺全切重建后从外观上已经给了我完全的自信,我决定主要学东方舞。考虑到社会上教练水平的参差不齐或者不能理解我们这种特殊学员的要求,也为了避免自己走弯路和受伤害,我最终决定参加考核进入教练班的系统学习。兴趣是最好的老师,喜欢就能坚持!通过学习我掌握了舞蹈的基本技巧,将其融合在上肢的康复中,同时舞蹈中力求形体优美让我逐渐修正了术后不专业锻炼所带来的肌肉畸形,更让我每天在音乐的韵律中达到了中等强度的锻炼。特别值得一提的是,通过这几年的摸索,我不知不觉已经爱上了运动,利用教练课程所学对自己的运动做出合理的规划。为了让形体更加优美,我会结合有氧和无氧运动减脂增肌;为了提高柔韧度我会进行选择性拉伸;为了改善骨质疏松增加骨密度我会增加些抗阻力训练……一般我每天都会15分钟热身、1小时舞蹈(包括半小时基本功、半小时成品舞蹈)、30分钟拉伸。出汗的感觉真的很爽,身边的人都不相信我是一位曾经的乳腺癌患者。

　　现在,我的业余时间大多是在运动和舞蹈中度过的,先前术后手臂抬举障碍也在舞蹈锻炼中进一步得到康复,骨质疏松现象得到有效控制。爱上运动让我更加充实,生活没有因为一场大病而支离破碎,反而变得越来越有滋有味!

专家点评

　　感谢朱妮在文中很细致地描述了术后患侧上肢枯燥并艰辛的康复训练过程，而这个过程确实是每一位术后患者都需要经历的。很多患者认为术后就万事大吉了，内心对康复过程没有合理的心理预期，这造成了对于康复训练循序渐进、日复一日重复简单的活动产生一些厌烦心理，因此来之不易的小进步也充满了欣喜的感觉。朱妮在文中提到了舞蹈对自己重建运动信心的帮助，从而帮助自己一步步地开始增肌、柔韧度、心肺能力、形体训练等一系列更加深入的全方面运动状态。自己甚至比之前更加热爱运动，拥有了一种更加健康积极的生活态度和生活方式。

2-4　患者分享

我的运动康复经验分享

悦　儿

　　五年前的夏末秋初，一场突如其来的疾病——乳腺癌，让我感到了恐慌、害怕、焦虑和不安。我想到了年迈的父母、年幼的孩子和相濡以沫的伴侣，他们一定不希望我倒下，我还要继续陪伴他们的人生呢！幸运如我，在肿瘤医院医生的一步步精准治疗下，从手术、化疗、放疗、靶向治疗到内分泌治疗这一系列治疗过程，经历了种种困难和不适，最终我战胜了病魔，回归了家庭和社会。

　　回想当初，得知自己患病的时候我就在琢磨，先配合医生积极治疗，治疗结束一定要找出得乳腺癌的原因，心理的、饮食的抑或遗传基因等，以便对症下药直至消灭它们。在肿瘤科医生和护士的宣教中，我逐步了解乳腺癌的各种可能成因，学习各种康复训练方法，在治疗结束后就踏上了以运动为主的康复之路。

　　现在我把运动康复的经验分享出来，在漫漫康复之路上大家相互鼓舞，共同求生！

首先，记得手术之后几天，在医护人员的指导下我就在病房进行了术后渐进式康复操，这是为了让患侧肢体恢复正常功能。虽然术后需要静养，但是功能恢复锻炼必不可少，能动的情况下要尽量动。

其次，在化疗和放疗过程中，我也克服身体不适，做做康复操和一些力所能及的家务劳动，不能天天卧床休息，大门不出，二门不迈，这种做法是万万不可取的。在医院的一系列治疗结束后，我根据医嘱和自己的身体状况，开始了运动锻炼。当然，每个人必须选择适合自己的运动，循序渐进、持之以恒才能有效果。我每天基本固定时间段在健身房进行30分钟以上的有氧运动，例如跑步、动感单车等。还有30分钟左右的力量训练（大肌群抗阻运动），主要在运动器械上进行。为此我还专门请了专业教练进行指导，了解自己的身体素质，学习如何锻炼以及正确使用运动器械，以免造成运动伤害。如此日复一日、年复一年，除了坚持在健身房运动锻炼外，我还积极参加其他爱好的活动，比如健身操、太极拳、唱歌、舞蹈等，我认为这些都是适合乳腺癌患者康复的运动。当然需要根据自身状况来选择合适的进行，一定要避免长时间不运动的状态。

最后总结一下运动锻炼给我带来的益处。

一是提高了身体素质，也收获了健康的体态。如果坚持锻炼，你的心肺功能会强大，身材会匀称，体重体脂会平衡，身体素质远超同龄人。

二是运动让我提高了免疫力，不易感冒，疲劳恢复快。经常运动的人往往精神好、胃口好、入睡快，就是身体各项机能运行正常啦。

三是对于乳腺癌康复患者来说，运动大大减轻了服用内分泌药物带来的不良反应，比如骨头疼痛、关节晨僵不灵活等。如果是更年期患者加上内分泌药物的不良反应，那就更需要通过运动来提高骨密度，改善骨质疏松问题，降低跌倒或骨折风险。提高骨密度的运动方式主要是做负重锻炼，特别是下肢负重锻炼。

四是运动让我释放情绪，缓解压力，忘却烦恼。运动时大脑会产生让人快乐的正向的情绪物质，做完运动的人心情愉快、精力充沛，没有负能量。很多病症往往是由于不良情绪和长期压力导致的,所以为了健康的体魄,远离病痛,我们一起坚持运动健身吧!

专家点评

　　悦儿有幸在住院期就开始认真按照医嘱进行康复训练操,传统的想法是术后要静养、大补,这个往往直接加剧了体重失调以及心肺能力的急剧下滑,从而使我们常常感到力不从心。悦儿亲身经历也使其深感专业康复训练的益处,她没有像其他病友们那样走过一段弯路才会发现原来有一条路况优良的高速。悦儿文中提到的四点好处不仅仅是她的感同身受,也是有循证医学证据支持的运动优势。希望幸运的你在读到这本读物的时候尽快开始运动起来,运动是一种随时开始都不算晚的健康生活方式!

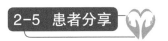

2-5　患者分享

运动锻炼之我见

敏　子

　　运动之于健康的意义毋庸置疑,对于已经罹患乳腺癌的我来说,虽然确诊时不算理想,但后续治疗到走向康复,却非常顺利,我想也许这和我热爱运动、坚持运动有莫大的关系。

　　我发现乳腺癌的时候,腋下用手就能摸到好几个硬块,B超显示最大一个有1.5厘米,穿刺结果显示阳性,确认淋巴结转移,医生说我的情况不适合立即手术,需要先化疗。8个疗程的化疗结束后,令我振奋的是,乳房处的肿块B超下全部消失,腋窝肿块取出的5个淋巴结也全部转阴,手术成功实现了保乳、保腋窝。但因为免疫组化报告中雌激素受体(ER)指标非常低,医生认为我内分泌治疗效果可能比较有限，加之当初病情也相对严重，为了巩固效果，手术后除了放疗外，医生要求我继续口服卡培他滨。在长达1年的放化疗治疗过程中，我的身体相较于大多数病友可能承受了更大的治疗负荷，理论上"灾后重建"难度也会更大，但出乎意料的是，我并没有出现当初担心的身体被治疗拖垮的情况。不仅每个疗程化疗都顺利推进，整个人精神状态、气色也都很好，朋友见了常常惊讶，觉得我完全不像病人。而今，步入康复期的我，更是通过积极锻炼身体，体能迅速得以恢复，复查中身体各项指标也非常正常，和生病前比起来，感觉身体状态更好了。我想，这一定和我生病以来一直坚持科学锻炼密不可分，在这里，我想把自己的心得体会及方法和大家分享。

一、运动帮助减轻化疗不良反应

化疗对身体来说是一场硬仗，在化学毒素的作用下，身体细胞受到不同程度的损伤，修复损伤需要补充营养，而从食物到营养的最后一步转化其实是吸收。化疗期间大家常常有的一个误区是觉得身体虚弱需要静养，但人体如果长期不活动，无论是消化系统还是新陈代谢机能都会下降，药物毒性代谢变慢，营养摄入转化率降低，整个身体状态就会处于停摆状态。因此，我个人的体会是，只要是感觉精神还可以，建议每天要适当活动，原则是量力而行。早晚可以做做康复操，天气适宜的情况下，可以戴上口罩户外走走，身体活动开了，吃饭也能香一些、睡眠也能好一些，生活内容丰富了，心情也能好起来。我在化疗期间，甚至还出去旅游过，第五次大化疗后，我去爬了安徽的天柱山，并且成功登顶。一场旅行，让我觉得生活更美好，也大大增强了我战胜病魔的信心。

化疗结束后，我双侧肩关节都出现了肩周炎的症状，活动受限，疼痛难忍，晚上睡觉无法翻身，早上起床，没人帮忙都无法从床上爬起来，简单的穿衣脱袜动作都需要他人协助才能完成。还是靠运动帮我解决了困扰。看了多家医院，不管中医、西医都要求我坚持每天做爬墙等拉伸训练，我突然间恍然大悟，明白了康复操、爬墙运动的意义。我根据医嘱，每天坚持三次拉伸，几个月下来疼痛明显缓解，肩关节活动度已经接近正常，生活自理能力恢复。

二、运动为康复之路保驾护航

进入康复期,肥胖成为很多乳腺癌患者康复路上最大的敌人！由于乳腺癌是一种与雌激素相关的疾病,而脂肪是雌激素重要的转化来源。现在已经有明确医学数据证明,肥胖会增加乳腺癌的复发转移风险,同时肥胖还会增加高血压、糖尿病等及第二肿瘤的发生概率。然而,减肥没有捷径,减肥药等投机取巧的减肥方法比肥胖本身更不健康。运动才是减肥的正道！

运动能帮助改善骨质疏松问题。骨质疏松是内分泌治疗中常见的不良反应,尤其是使用卵巢功能抑制剂、芳香化酶抑制剂的病友。应对骨质疏松,除了钙片等日常高钙类食物的补充摄入外,运动的助力会事半功倍。补钙不是吃了钙片就万事大吉,从钙到骨,其实是一个非常艰难的吸收→转化→利用过程。首先钙只有在维生素D的参与下才能从肠道转移到血液中,而人体只有通过晒太阳才能合成维生素D,这也是医生推荐户外运动的道理所在。而这只是第一步,从血钙到骨钙,则是更为艰难的一步,因为血钙浓度达标只是起到不让骨钙流失的作用,而骨要从血液中吸收钙来增加骨密度,其中最关键的一步是配合承压性运动,也就是骨骼要感觉到压力。效果最好的运动是负重深蹲,但这个动作最好有专业教练指导,否则容易损伤踝关节或者膝关节。个人有个小经验,走路时背个有肩部减压垫的双肩包,里面塞两本厚书,让身体感受到压力,长期坚持,应该也能起到一定作用。

运动能增强免疫力。一提起免疫力,病友们常常会和“吃什么”联系在一起,常常有人会为此不惜一掷千金。而我个人的观点是,和运动比起来,其实食物对免疫力的效果要微弱很多,健康的体魄一定是锻炼出来的,而不是吃出来的！

运动可以让人心情愉悦,每次运动出汗后,人都有如释重负的轻松感。运动是最佳也是最健康的宣泄不良情绪的途径。在感觉不开心的时候,出门晒晒太阳,戴上耳机,一边听音乐一边快走慢跑,运动分泌的多巴胺,能让不开心的情绪在阳光下蒸发了,回到家会感觉一身轻松。

　　当然,运动本身分为几个不同大类,不同类型的运动所针对的问题是不同的,这里我简单介绍一下。

　　有氧运动:有氧运动是指人体在氧气充分供应的情况下进行的体育锻炼。有氧运动能提高心肺功能,改善代谢,提高免疫力,增强机体自由基防御能力,包括快走、慢跑、游泳、骑自行车、跳舞等。肿瘤预防学专家郑莹教授在《中国乳腺癌患者生活方式指南》一书中指出,每周150分钟左右中等强度运动可以有效降低复发转移风险,因此这是我们日常锻炼最为推荐的主要运动类型。如果希望减肥的病友,有氧运动是减脂效果最好的运动,但要注意,有氧运动是有心率要求的,目标心率=(200-年龄)×(60%～80%),并要持续30分钟以上,速度不够、心率过低,只能算活动,不能算运动,更达不到有氧标准!

　　拉伸运动:又称柔韧性运动。规律的柔韧性运动有助于患肢复健,减少肌肉韧带损伤,预防缓解肌肉酸痛。医院要求的爬墙运动其实就属于拉伸运动。当然还有一种深受大众喜爱的拉伸运动就是瑜伽。虽然瑜伽也是很好的运动,但瑜伽很多动作需要用手支撑,由于我们很多病友做过腋下淋巴清扫,上肢的向下用力非常容易引发淋巴水肿,因此我个人对瑜伽的态度是,一定要非常慎重,避免支撑类动作。

　　抗阻运动:抗阻运动指的是肌肉在克服外来阻力时进行的主动运动。抗阻运动可以增加骨骼肌含量,最常见的是器械训练,深蹲也是一种抗阻运动。抗阻运动对于减肥人士也非常重要,真正的减肥是减脂增肌,调整体脂比,而不是单纯减重,肌肉量的增加会增强身体能量消耗。节食减肥往往反弹非常严重的根本原因就在于,节食消耗的往往是肌肉,而肌肉量的减少会进一步降低身体能源的消耗,后续补充进体内的能量会更多地储备为脂肪。

　　因此,乳腺癌康复期的运动,应该以有氧运动为主,坚持配合拉伸运动,鼓励适量进行抗阻运动。多样化的运动方式可以兼顾力量、柔韧、心肺功能,并根据自己的需求适当有所侧重。

　　以上就是我对运动康复的一些个人见解。科学运动、控制体重、强健体质,我已经行动起来了,你呢?

专家点评

　　敏子的文章不仅仅叙述了自我的康复运动历程,她甚至为大家带来了一个清晰的运动逻辑思路以及一些运动知识的科普教育,不仅解释了不同种类运动的名词解释并且娓娓道来其循证证据,这里再次感谢敏子的不吝分享。康复训练在不同时期都是有不同的康复目标设定,我们会在不同阶段得到康复治疗团队给予的定制化运动处方,据此以达到每个人设定的目标值。我们不鼓励着眼于横向比较,而是要注重自身的纵向拓展,自己进步的每一个瞬间都是值得高兴的,哪怕速度没有别人那样快,程度没有别人那样大,时间会证明一切的。敏子文中提到的有氧、拉伸、力量训练都是我们在选择训练时需要兼具的几个方面,每周的训练可以进行日程表式的合理安排:有氧训练日、拉伸日、力量训练日等全部可以单独设定,并不需要一次训练完成所有项目。同时我们也要注意寻找自己的训练时间点,有的人适合早上训练,有的适宜傍晚训练,这些都需要我们关注自己的身体反馈从而总结出一个合理的运动训练日程表。还等什么呢? 赶快行动起来吧。

第三章

淋巴水肿防治

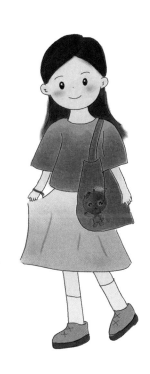

① 什么是淋巴水肿？

水肿，字面意思就是水多造成肿胀。常见的水肿类型，包括全身性水肿、静脉水肿、脂肪水肿和淋巴水肿。简单来说，全身性水肿是因为心脏、肾脏、甲状腺等器官功能异常导致循环系统内液体量过多，液体从血管内转移到组织间（也就是皮下）导致的水肿，可能影响身体的多个区域，多累及身体的低垂部位，包括四肢末端、下眼睑等。静脉水肿是因为一根或一簇血管堵塞或功能不全，导致血管对应远端区域静脉回流受阻，血管内液体因为积聚过量压力增高，转移到组织间导致局部水肿。脂肪水肿较少见，主要因为脂肪变异变得异常肥大，导致双下肢尤其是臀部肿胀。

而淋巴水肿与广义上的水肿不太一样，淋巴水肿是因为淋巴系统发育不良、炎症损害或者淋巴结受损、缺如，导致淋巴液回流受阻，淋巴液会在功能异常的淋巴管远端或者受损、缺如淋巴结远端漏入组织间。淋巴液中大多数小分子物质能够通过有孔的毛细静脉重吸收进入循环系统，但是淋巴液中的大分子物质，尤其是蛋白质无法通过静脉重吸收，从而会在组织间堆积（就像面粉筛把细腻的面粉筛过后，较大的、粗糙的面粉及杂质却无法筛过）。虽然正常人每天通过淋巴管重吸收的蛋白质只有75～200克，均摊到每个肢体可能只有10～30克，但是日积月累，1月、1年……这个蛋白质的量就很可观了，局部蛋白质的量随着时间推移越积累越多，在组织间形成的胶体渗透压也会越来越高，其对血管内液体的吸引力也会越来越强，越来越多的液体会被吸引到组织间，最终形成局部的淋巴水肿。并且由于皮肤向外扩张有一定的限度，因此水肿会从淋巴回流受阻的近端逐渐向远端发展。我们可以举这样一个例子，就比如说大型车辆无法通过乡间小道，而宽敞公路又因为各种原因封闭了，这就导致大型车辆堵塞越来越多，最终影响到所有车辆，以及附近的所有道路。

淋巴水肿分为原发性淋巴水肿和继发性淋巴水肿。原发性淋巴水肿多为

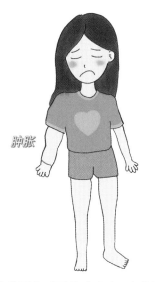

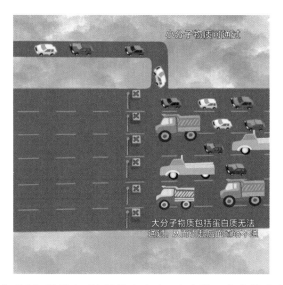

把小分子物质看作小汽车,大分子物质(包括蛋白质)看作土方车、卡车等。大多数小汽车是能够从小路走的,但是大型车辆却无法从小路快速通过,或无法通过,从而造成其后车辆的拥堵,也就是蛋白质在局部瘀滞,引起淋巴水肿

基因突变引起的淋巴管发育异常。继发性淋巴水肿又根据原因大致分为医源性和炎症性。具体后续问题会有详解。

淋巴水肿的病理变化,根据国际社会淋巴学分期系统分为4期。

0期:为不可见水肿,即淋巴回流出现障碍,虽然肢体维度没有明显变化,但是患者会觉得上肢有点胀或者重(虽然患病,能感觉到但看不到,如果患者有这样的感觉,一定要警惕,早发现早治疗)。

1期:就是可以看得到的水肿。这一期水肿的特点就是以水为主,而蛋白质相对较少,因此皮肤按压会有凹陷,并且把手举高能够较明显地缓解肿胀。该时期治疗效果较好(就像酸奶瓶子里的酸奶,哪里低往哪里流,如果把酸奶管子倒着放,总能把罐子里的酸奶基本倒完)。

2期:就是淋巴水肿的典型期,又叫不可逆性淋巴水肿,这一期的特点为组织间蛋白质为主,并且伴随纤维化改变。由于皮肤向外扩张的程度相对有限制,在空间一定的情况下,水相对就不多,因此皮肤按压凹陷会逐渐消失,皮肤慢慢变硬,不会像1期的时候那样轻松地捏起一层皮(纤维化的组织就像是海绵,会从周围吸水,但是这个水已经不能像酸奶瓶子里的酸奶那样流动)。

3期:就是淋巴水肿的晚期,也就是象皮肿期。这一期的特征是:没有明显的凹陷性水肿、纤维脂肪沉积、高度角质化以及棘皮症(肢体就像干掉的橡皮泥一样按不动,很硬,而且形状很特别)。3期的患者一般保守治疗没有效果,往往病情会持续进展。

② 乳腺癌术后为什么会发生淋巴水肿?

许多乳腺癌术后发生淋巴水肿的患者会在复诊时有这样的疑问:为什么同样的疾病,同病房的其他患者都没有发生淋巴水肿,只有我水肿了? 其实,乳腺癌根治术后有接近1/3的患者会出现水肿。而乳腺癌根治术后发生水肿的最根本原因是因为作为淋巴液中转站的淋巴结被摘除,导致淋巴液无法从常规途径——腋窝回流至颈静脉角。

简单来说,把淋巴管比作高速公路,把淋巴液比作车辆,把淋巴结比作高速公路上的收费站。如果收费站因各种原因关闭了,那车辆就无法通过收费站,准备通过收费站的车辆因为拥堵越来越多。那就会有两种情况,如果原来5个收费站中有4个失去功能封闭了,只有一个收费站还能正常运行,同时高速公路周围的辅路正常运作,那就还会有各种车辆能够通过收费站,也能通过周围道路进行分流,那么收费站外的车辆就不会增多或者增加得很慢。如果收费站全部失去功能封闭了,周围辅路也无法通行,那么车辆只能持续增多,很快就会影响周围的道路交通,影响局部城市的正常功能。

把第一种情况比作那些术后不肿的患者,虽然淋巴结切除了,但是肢体淋巴管存在两套淋巴系统,一套是经过淋巴结的深部淋巴管,一套是表面的毛细淋巴管,它的功能在不少患者中还是存在的,如果这部分功能运作良好,也就是虽然高速公路瘫痪,但是辅路小路仍然存在,就是通过效率不高,正常状态下,淋巴水肿也就不会发生。将第二种情况比作术后发生淋巴水肿的患者,那他们就会因为完全堵塞而导致液体漫出渗入组织间,导致淋巴水肿。因此,乳腺癌

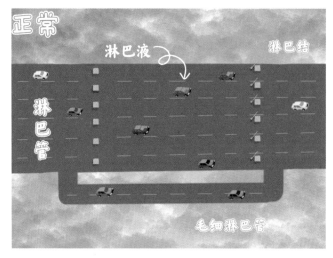

正常人,淋巴结功能良好,高速公路收费站正常工作,车辆可以快速通过,一般情况下不发生堵车,也就是不会发生肿胀

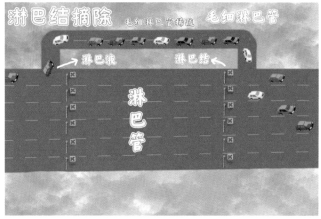

淋巴结摘除后,高速公路不能通行,毛细淋巴管稀疏,就像乡间小道稀疏,甚至只有一条,导致大量汽车(蛋白质)拥堵,引起堵车,也就是肿胀

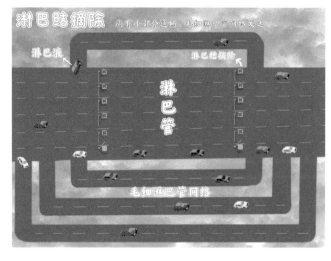

淋巴结摘除后,高速公路上存留极少通行能力(个别淋巴结功能尚存),并且高速公路周围的交通网络发达,可以通过多条小路避开限制通行的高速。因此车辆都能较快速地通过,从而避免堵车,也就是避免肿胀

根治术后,淋巴水肿最根本的原因是淋巴结切除,当然还有一些其他情况,比如体重超标(高速公路周边道路不发达)、化疗、放疗(周边道路在修路,导致车辆也无法在周边的小路通过)。

③ 每个乳腺癌患者术后都会发生淋巴水肿吗?

前面一个问题讲了为什么乳腺癌术后会发生水肿,尤其是根治术以后。但是并不是每个乳腺癌术后患者都会出现水肿。根据多个大样本研究表明,乳腺癌改良根治术后(乳腺全切+腋淋巴结清扫),淋巴水肿发生率为30%～32%;乳腺全切(或乳腺癌切除)+前哨淋巴结活检后,淋巴水肿的发生率在3%～8%之间,虽然没有完全清扫,但是前哨淋巴结的缺失也可能会影响腋淋巴结对前哨淋巴结责任区域的液体引流,若范围较大的话,也会引起淋巴水肿;乳腺癌改良根治术+放疗后,淋巴水肿的发生率为35%～37%,是三者中最高的,分析其中原因在于前哨淋巴结对于液体引流的影响最少,因此发生淋巴水肿的概率最小;腋淋巴结清扫对责任区域的液体引流影响最大,因此对淋巴水肿发生率的影响最大。而放疗的局部照射,也会影响表皮层的毛细淋巴管,影响淋巴液的再摄取,进一步增加对液体回流的负面影响。

为什么并不是所有人都会发生水肿呢?有以下几个因素。

(1)如第一个问题里说的有些侧支循环建立的好(收费站封闭,高速公路无法通过,我们还可以走同方向的乡间小道绕行,到下一个收费口再上高速公路),在一般情况下,乡间小路系统能够满足日常液体代谢的需要,那么就不容易肿胀。

(2)年龄:年纪轻,组织活性较好(就好比交通发达地区,相对高速公路周围道路比较发达,通行速度较快),容易形成侧支循环;而年纪大(就好比交通闭塞地区,高速公路周边的道路相对不方便,甚至没有,车辆就会拥堵,通行非常缓慢),侧支循环建立较难。

(3)术后充分宣教(包括合适的运动、上肢的功能锻炼、患者的体重指数

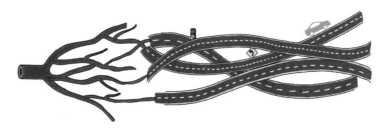

乡间小道很多，车辆通行无障碍，侧支循环好，毛细淋巴管功能正常

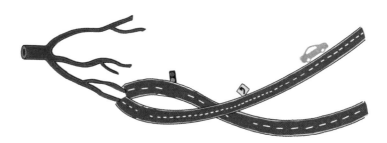

乡间小道很少，车辆通行有障碍，侧支循环不好，毛细淋巴管没有正常开放

一些乳腺癌根治术后患者并没有水肿，是因为毛细淋巴管网形成的侧支循环发达，开放完全，能够完全承担日常蛋白质产出的需要，就像上图虽然大马路没有开放，但是小马路四通八达交错纵横。而下图则是小马路稀疏，也就表示侧支循环比较弱小，不能满足日常蛋白的运输，从而会造成堵车，也就是肿胀

BMI、避免局部压迫、保护皮肤完整性等)，且患者依从性比较好，避免引发淋巴水肿的危险因素，可以最大限度地减少淋巴水肿的发生。

4 淋巴水肿会导致乳腺癌复发吗？

这是很多乳腺癌患者，尤其是发生术后患侧上肢淋巴水肿的患者经常担忧的问题。目前尚无确切的数据显示，淋巴水肿的患者复发转移率高于无淋巴水肿的人群。但是，淋巴水肿患者中的淋巴相关恶性肿瘤的发生率是显著高于其他人群的。因此，对于乳腺癌患者术后患侧肢体淋巴水肿的现象，我们建议以预防为主，一旦出现症状应尽早就医治疗。

⑤ 什么是淋巴液和淋巴管？

淋巴液是一种淡黄色的液体，是由毛细静脉血管壁小孔渗出的部分组织液，在组织间滋养局部组织的同时，也会由毛细淋巴管从组织间汲取，重新回到脉管系统。淋巴液的成分与血浆的成分类似，其中淋巴液中也会有蛋白质，与淋巴水肿相关的纤维蛋白原就是其中之一。因此纤维蛋白原是引起局部炎症反应及纤维化的主要的元凶。

淋巴管是运送淋巴液的管道，与血管系统并行，由毛细淋巴管从组织间汲取淋巴液，然后通过各级淋巴管向身体近端回流，淋巴液经过淋巴结净化，杀死有毒、有害或变异的物质（比如细菌）。最后再通过颈静脉角的特殊结构，将淋巴液排入静脉系统。淋巴管之间存在许多侧支和副支，正常情况下这些小分支是不开放的。只有在病理情况下，液体负荷过大时，才会开放。

⑥ 哪些因素会增加淋巴水肿发生风险？

前面说过淋巴水肿的发生就好比高速公路收费口封闭了，车流无法上高速堵在公路上，导致周边的道路交通瘫痪，影响城市功能。那么哪些因素会增加堵车后对周围道路的影响呢？

（1）基因：高速公路比较窄，高速公路周围道路也很稀疏，就算收费口通畅，车流略多一些也可能会出现堵车，更何况收费口封闭了。也就是说，如果既往就存在淋巴水肿相关的基因突变，也就是原发性淋巴水肿，淋巴管本身就细或者少，淋巴结没了，回流通路中断，那么液体就很容易会集聚，引起淋巴水肿。

（2）肥胖：就相当于是在道路两边的绿植没有打理，长到高速公路上来了，挡住了部分车道，导致只能同时通过少量的车。因为体重超标本身就是淋巴水肿独立的危险因素。健康的年轻人，如果体重超标（BMI > 30），导致局部脂肪异常堆积会使淋巴回流受限，长时间的堆积造成脂肪变性，最后形成淋巴水肿。而乳腺癌根治术后患者BMI > 30的患者相比BMI < 25的患者，发生淋巴水肿

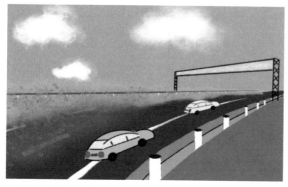

道路两边的绿化带长到了道路中间，占据了道路，影响车辆通行

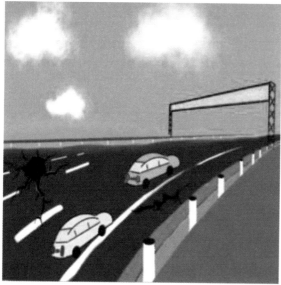

道路坑坑洼洼，绿化倒在道路上，车速显著减慢

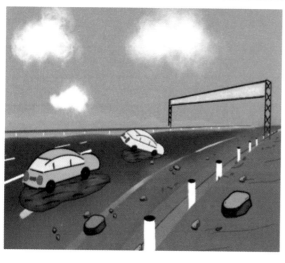

车流量短时间增加，而道路却在灾害性天气下变得坑洼，车速减慢

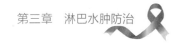

的概率要高5倍。

（3）化疗和放疗，就相当于残存道路被破坏，车辆只能缓慢通过。由于化疗是全身性的杀伤，尤其是对小血管的刺激更大，会显著增加血管的通透性，增加渗出，从而增加局部的液体负荷，导致水肿。健侧肢体虽然渗出增加了，但蛋白质渗出也增加，其淋巴回流功能存在，待化疗药物作用减退后，其蛋白质能够逐渐被回流，从而水肿会慢慢消退。而在手术后上肢的蛋白质渗出也会有增加，但是其淋巴回流道路中断，只能在局部堆积引起淋巴水肿。而放疗虽然只是局部性的，但是其对局部淋巴系统的破坏要严重得多。

（4）感染，就相当于灾害性天气——泥石流，道路直接被摧毁或者堵塞了。由于感染会增加血管的渗出，直接增加液体负荷，同时渗出液中会含有较多炎症因子，使淋巴管损害增加，影响淋巴液回流。

以上是乳腺癌术后发生淋巴水肿最主要的一些诱因。当然还有一些其他不是特别重要的因素，在后面术后预防水肿的内容中会有讲述（见本章第8问）。

⑦　肩关节活动障碍是否会增加淋巴水肿的发生率？

肩关节活动就好比开关，肩关节良好的活动能够促进肩部淋巴管引流功能，也就能够促进淋巴水肿消退。

那么为什么将肩关节比作开关呢？前面有提到，毛细淋巴管是淋巴系统的重要的组成结构，主要的作用是从组织间重吸收多余的组织液。它的结构很特别，它是由单层的毛细淋巴管上皮细胞围成，其背后有一个细细的纤丝连接着筋膜或皮肤。肩关节活动后，皮肤和筋膜会有相对活动，从而会拉动纤丝，扯开毛细淋巴管，这就是相当于给淋巴管做按摩，使它快速恢复精神。正常情况下，毛细淋巴管内是没

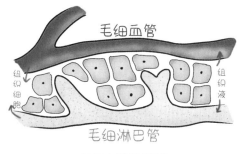

毛细血管微观图

有东西的,而当毛细淋巴管被快速打开时,开口处会短时间形成负压,使组织液被吸入毛细淋巴管内。因此,肩关节活动时就像开关打开一样,将组织液重吸收,然后通过淋巴回流引流至近端,肩关节充分地各方向活动能够加速组织液重吸收进入淋巴管内。

所以一般建议手术后,如果没有特殊情况,伤口愈合良好,局部积液吸收后,应尽早进行肩关节无痛下全范围活动(请注意循序渐进)。早期的肩关节活动,对于术后水肿的消退有较大的帮助。

Ⓢ 如何预防淋巴水肿的发生?

预防淋巴水肿是大家都很关注的问题,越早干预,效果越好,因此就需要术后的患者能够在早期尽量养成一些好习惯,避免淋巴水肿的发生。

(1)睡姿:平卧位患侧肢体垫高,手臂呈直线,手掌高度要超过心脏平面。健侧卧位,患肢放于体侧或枕头垫高超过心脏水平。禁忌患侧卧位。

(2)睡眠质量保证:好的睡眠能够帮助患者放松心情,兴奋迷走神经,激活淋巴系统,改善淋巴水肿。

(3)避免患侧上肢的损伤:包括针刺、输液、擦伤、肌肉拉伤等各种外伤,因为其会导致液体渗出增多,增加上肢液体回流的负荷,加重淋巴水肿。

(4)避免患侧上肢近端过紧:包括紧身衣、测量血压、患侧压迫姿势均属于上肢近端过紧,由于腋淋巴结清扫,上肢的皮下淋巴通路被阻断,所以需要激活皮内的毛细淋巴管进行代偿,而如果近端过紧会将这些管道压闭,从而影响淋巴液的引流,造成淋巴水肿。

(5)避免患侧肢体过热(控制血压):上肢过热会(含血压过高)导致肢体内毛细血管渗出增加,增加上肢液体回流的负荷,加速淋巴水肿的发生和发展。

(6)避免过度摄入高脂肪、高蛋白质饮食:脂肪组织堆积(淋巴水肿中、末期的表现)、蛋白质淤积(淋巴水肿早、中期)、水肿(淋巴水肿的早期改变),在淋巴水肿的发生中都有着重要的影响。因此,避免过度摄入高脂肪、高蛋白质饮食,从而减缓淋巴水肿的发生也是非常重要的。

（7）适量用力及活动:过早负重活动容易引起液体在近端淤积,促使水肿的发生。所以手术后早期(2~4周内)上肢的负重一般不超过一袋日常家用白砂糖的重量(约500克)。4周后,上肢需逐渐(缓慢)增加肌肉及肌耐力的活动,以保证有足够的肌容量来正常运行肌肉泵的排水功能。

如出现上肢肿胀、自感上肢肿胀或肩关节活动度在术后4周时外展仍无法达到90度的患者建议尽早进行康复治疗。

⑨ 如何选择压力手臂套?

如果把乳腺癌术后的淋巴水肿比作高速公路收费口堵车,那戴手臂套就可以比作是给予外在压力,使整体车流加速。高速公路从120千米/时提高到200千米/时,乡间小道从40千米/时提高到60千米/时。这样能够在一定程度上加速车流,减轻水肿。因此,压力手臂套的选择就变得尤为重要。如何选择压力手臂套,有以下几个要点。

（1）尺寸:根据自己的手臂几个关键点的尺寸,选择与对应关键点尺寸最接近的手套或手臂套。

（2）样式:手套或手臂套的覆盖范围比实际水肿的范围至少要远一节。比如,只有上臂肿的患者,应该选择从手腕到腋下的全臂手臂套。如果整个手臂都肿,则应选择手套+全臂手臂套。另外,市面上目前把手臂套分为两类,一类是平面的,一类是立体的。常规情况下大多数患者佩戴平面的就够了。但是在特殊情况下,对于淋巴水肿分期比较晚的患者,佩戴立体的手套或手臂套会有更好的效果。

（3）自身感受:肢体近端(也就是靠近身体的手臂套)相对较松,但是还不至于脱落;而肢体远端(也就是手和腕部)相对较紧,但是也不至于影响活动。自身感受手臂套对皮肤的压力也是随着肢体远端到近端,压力从大到小;而不会当中突兀出现压力增加(比如肘关节周围特别紧),影响肢体远端的液体回流。

（4）试佩戴：佩戴前手掌掌指关节、手腕、肘关节、腋水平进行周径测量，佩戴两小时后脱下，再进行四个点的周径测量，如果远端尺寸有显著增加，说明手臂套的近端相对压力太大，影响液体回流，需要更换尺寸；如果只有细微的增加，并且自身没有明显肿胀感觉，后续可以长期佩戴时，要时不时地握拳，通过肌肉的收缩挤压血管，促进液体回流；如果存在皮肤发红发痒的情况，考虑患者对手臂套的材料过敏，需要更换手臂套的材料。

⑩ 多多练习肩上举能够预防水肿吗？

前文有说到，肩关节的活动就好比开关，可以打开组织液的重吸收，有助于水肿的改善。但是这个开关是有限度的，比如说，你一天把它开个10次、100次没问题，但是一天开个10 000次，那就要把它弄坏了。因此，这个"多多"是需要有限定频次的。一般来说，肩关节上举如果无疼痛的情况下，可以一天做三轮，每轮三组，每组6～8个。然后第二天晨起如果没有特别不适（比如肩部肌肉酸痛），可以继续练习；一周后没有特别情况的话，可以一组增加到12个。这样循序渐进，既促进了肩部毛细淋巴管网的功能，又能够锻炼到肩部肌肉，还能不损伤肩关节。其实不单单是肩关节上举、耸肩，颈部的活动、肘关节的活动，也都会有助于毛细淋巴管网的工作，也能避免肌肉萎缩带来的肌肉泵功能的下降，从而影响液体的回流。当然不单是肩关节或者上肢的活动，全身性的有氧活动也是需要的，良好的心肺功能，同样也能够减轻液体负荷，预防水肿。

⑪ 多运动能预防乳腺癌术后上肢淋巴水肿吗？

接着上一个问题，我们更泛化谈论一下。运动的确能够早期促进毛细淋巴管网的功能，从而减少淋巴水肿的发生率。但是有两个重点需要关注。第一个是"多"，就如上一个问题说多是有条件、有限度的，并且是需要循序渐进的。第二个是运动，什么样的运动是适合乳腺癌术后存在淋巴水肿风险患者的。我们先来说说第一个重点,一般原则的话,以第二天晨起没有特殊不适为准。切忌不能看其他患者怎么做,自己就怎么做,这样最容易发生问题。举个例子,就好比一个在家啥都不干或者从不热爱运动的健康人,突然想要运动,然后跑到健身房,按照一个健身达人的训练量去练,要么是一次都无法完成,要么就是第二天起不了床,甚至会出现肌肉过度损伤导致肾功能衰竭的极端例子。举例的目的是解释每个人的一般情况都是有所不同的,不能盲目跟风,把好事变成坏事。另一个重点是运动,什么样的运动比较适合乳腺癌术后淋巴水肿患者呢?有不少患者问广场舞可以跳吗? 其实大多数广场舞是比较合适的,因为广场舞难度基本都不高,多数动作是重复的简单动作,而且动作不会太快,因此也不容易造成损伤。当然类似的活动都相对比较合适。比如说打太极拳、适当速度的游泳等。原则是慢速、较小幅度、简单。

⑫ 什么时候需要佩戴压力手臂套?

理论上来说,如果手上有个新鲜伤口,在打扫厨房卫生的时候,是否会戴手套? 答案是一定会。因为新鲜伤口在打扫厨房的时候可能会被污染,存在被感染的风险。明知道有感染的风险,却不预防,等肿胀影响肢体活动影响生活那就后悔莫及了。因此,佩戴压力手套或手臂套的时间,原则上来说是在做了乳腺癌根治手术,伤口愈合后就要佩戴。

但是这是在理想状态下,现实往往与理想是截然不同的。首先是理念,虽然古有扁鹊治未病的先进理念,但是目前治未病的理念却只有小部分人才有,因此要术后患者伤口愈合就佩戴手套是很难的。其次是手臂套或手套本身,虽然也有较多的制造厂商,但是个体化手套或手臂套的制作尚处在发展期,因此定制的手套或手臂套在舒适度以及合适度上仍存在有一定偏差。再次是佩戴手臂套本身,尤其是刚开始佩戴并不会很舒服,许多患者很难忍受,尤其是在一些湿热的南方城市,比如上海、广州等,漫长的夏天不戴手套都会出汗,更何况要佩戴不舒适的手臂套。因此,多数患者并不能接受这种防未病式的治疗。

因此，用现实的方式回答问题就是，手臂出现肿胀的感觉，或手臂各节段臂围较前有所增加，或患侧上肢皮肤厚度较对侧有所增加的情况下，需要佩戴合适的手臂套。但是佩戴的时间需要注意。由于湿热天气，佩戴手臂套或手套有可能会诱发患者出现皮肤过敏，反而会加重水肿，因此手臂套或手套需要在气候合适的情况下，或者在开空调的情况下佩戴。

当然还有一些特殊情况，比如说坐飞机，高原环境更需要佩戴手臂套或手套，因为这些地方气压相对较低，肢体容易出现肿胀。还有就是在进行运动的时候需要佩戴，因为如果有弹性手臂套或手套支持，肌肉的收缩能够更好地促进液体回流，从而更好地改善水肿。

(13) 佩戴压力手臂套能预防或者治疗水肿吗？

合理佩戴手臂套能够预防淋巴水肿，也可以在一定程度上治疗淋巴水肿。就像提高公路限速能够一定程度缓解堵车，避免周围道路受到牵连。但是前提是要佩戴合适的手臂套，也就像（本章）问题9中所提到的要求，并且按照（本章）问题12中提到的佩戴时间，那么对于淋巴水肿的预防和治疗就是有好处的。单纯佩戴压力手臂套只是限制而已，但是标准的淋巴水肿治疗除了压力治疗外，手法治疗以及患者宣教都是必不可少的。压力治疗对于淋巴水肿就好比加速车流；那么手法治疗就是增加或拓宽乡间小道来缓解压力；而宣教随访就是公路巡视，避免有各种不规范行车导致堵车出现，维护道路通畅和安全。因此，在淋巴水肿的治疗中，上述三个方面缺一不可。

(14) 淋巴水肿会引起疼痛吗？

前面我们提到淋巴水肿是因为各种原因，导致淋巴回流受阻，大分子物质（因为交通堵塞，大型车辆很难通过）无法通过淋巴管回流入静脉，局部堆积引起高渗，高渗从血管吸水，造成液体从血管内被转移到组织间（因为堵塞，有些车辆会开到道路外面,然后造成更大范围的堵塞),引起局部水肿。从这个过程可以看出,单纯的、早期的淋巴水肿过程是不会引起疼痛的。和淋巴水肿相关的可能会引起疼痛的原因有以下几个方面。

（1）手术引起的疼痛

① 疤痕痛:乳腺癌根治术后,乳腺和腋淋巴结大块组织切除,疤痕不可避免,疤痕牵连会有疼痛,该疼痛多局限在疤痕组织周围,可以看见疤痕与皮下组织粘连,疤痕的活动度与正常皮肤存在明显的差异。

② 神经痛:大范围的手术切除,皮神经不可避免地会有损伤,造成局部皮肤感觉异常,可能会有神经痛(烧灼样、针刺样、过电样),神经痛的范围多是以腋窝和胸部为主,可向周围发散,并且伴有相应皮肤的浅感觉减退(也就是触摸上去没有感觉,或感觉比健侧要弱)。

③ 软组织痛:术后肩关节活动不规范造成软组织损伤也会有疼痛,一般是撕裂样疼痛(肩袖损伤,也就是固定肩关节的小肌肉损伤)、酸痛或条索样的牵拉痛(多见于腋网综合征,典型表现就是患者自我感觉从腋窝一直到手腕,有一根筋一直牵拉这里,影响活动,原因可能淋巴结活检或清扫后,其所对应的淋巴管功能失常,导致其逐渐失去功能纤维化,形成像橡皮筋一样的物质,限制肢体活动)。

（2）长期淋巴水肿造成骨性标志区域压迫,卡压周围神经,造成卡压的远端区域疼痛,较容易出现卡压的部位在肘部(肘部突出部位的周围)。

（3）长期淋巴水肿会造成局部免疫缺损,细菌入侵造成淋巴管感染,会有疼痛,这种疼痛多是持续刺痛,并伴有红、肿、热等急性感染表现。

（4）长期淋巴水肿,皮肤张力持续增高,导致静脉回流受阻,局部液体快速瘀滞导致胀痛。

当然除了上述几个主要的原因外,还可能会有一些比较少见的疼痛,比如因为肢体沉重,整个上肢肌肉长期疲劳导致的酸痛等。所以,如果出现伴有疼痛的淋巴水肿,我们应该先明确是什么原因引起的疼痛,从而具体问题具体分析,精准定位,精准治疗。

⑮ 压力手臂套脱下后发现皮肤磨损怎么办?

一般来说,合理佩戴压力手臂套是不会造成皮肤磨损的,但是如果手臂套不合适,或者在不适合的时间佩戴却很容易造成皮肤破损。要了解皮肤破损后该怎么办,先要了解为什么会造成皮肤破损。其一手套材质不合适,其二压力不合适,其三在不合适的气候佩戴。

手臂套或手套材质市面上不多,如果尺寸合适就更换材料,换到佩戴舒服、不会过敏的材料就可以了。很多手臂套近端内侧防脱落的橡胶边缘,往往会导致皮肤的不适应,产生过敏。

对一些患者来说个体化的压力梯度在刚开始选择手臂套的时候会比较艰难,尤其是新的手臂套,佩戴一两天内,尺寸不合适的话就会造成局部压力过大,区域发生红肿,甚至压力性皮损。但是一旦找到了合适的尺寸,按时佩戴就比较容易,尺寸的选择按照前面问题中的解答进行。

如果在不恰当的时间佩戴,就比如说在上海的黄梅天的室外佩戴手臂套或手套,可能只是几分钟,手臂套或手套就会因为出汗而湿了,再加上手臂套对皮肤的压力,压力较大的手和手腕就很容易发生皮疹或湿疹,从而会造成一些皮损。因此,佩戴手臂套的时机需要根据问题12的解答进行。

最重要的是,一旦出现皮损,首先不是选择更换手臂套,而是及时准确地处理皮损。按时消毒(每天三次)及润肤(pH=5抑菌)是必需的,因为一旦皮肤破损,皮肤的完整性就破坏了,而乳腺癌根治术后的患者本身患侧肢体的免疫屏障就存在缺陷,这样细菌就有可乘之机。万一感染,就不是单纯的淋巴水肿了。需要及时就医应用抗生素来进行治疗,等一切稳定,皮肤红、热、痛消散后,才能继续淋巴水肿的治疗。这样费时、费力、一波三折,远比做好防护要复杂得多。

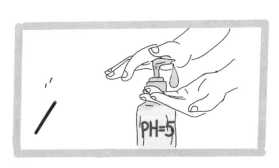

注意消毒皮肤伤口和使用弱酸性润肤露

16 如何正确佩戴压力手臂套？

在选择了合适的压力手臂套后，该如何正确佩戴，有以下几个注意事项：首先，在气候允许的情况下，非卧位时尽可能多地佩戴压力手臂套。一般来说，春、秋、冬三季，早上起床后就佩戴手臂套，如果实在不适应，可以2～4小时放松一次，然后继续佩戴，一直到晚上洗澡前。其次，如果在气候比较不适的夏季，则可以选择室外不佩戴（水肿程度较轻的患者），或佩戴较薄的预防性手臂套（水肿程度较重的患者），而在室内温度舒适处可以换成压力较大较厚的手臂套。最后，请注意，佩戴手臂套不是越紧越好，而是越舒适越好，因为每节段的尺寸都是根据患者实际的手臂各节段臂围得出的，因此拉得紧会导致尺寸出现偏移，从而出现不必要的不良反应。一般原则是，佩戴后健手用拇指和食指去捏手臂套，以刚好捏不起多余的臂套为宜。

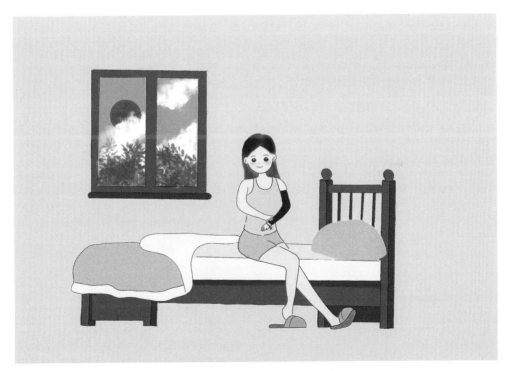

早晨起床即可佩戴压力手臂套

17 可否将抗血栓袜改装成压力手臂套,预防上肢淋巴水肿?

笔者不得不为你的节俭美德感慨一下。经过前面几个问题,你是否能够回答这个问题了呢? 正确答案是否。原因很简单,你的腿会跟你的手臂一样细吗? 就算水肿后有可能,但是每一个节段都能一样吗? 因此,手臂套还是要选择合适的。不要为了省钱或图简单而粗糙对待,容易把好事变成坏事。

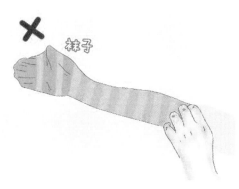

弹力袜和压力手臂套压力不同,不能节约

18 为什么我佩戴了压力手臂套后手臂反而更肿了?

在患者群里,总会有不少患者会有这样的疑问。有些患者依从性很好,医生让她佩戴压力手套,她就佩戴了,结果反而更肿了,心情糟糕,然后来门诊质问医生,为什么佩戴了手臂套后手臂反而更肿了。

原因其实是多方面的。根据肿胀发生的时间,可能原因如下:一是佩戴了几天就肿了多数是没有选择合适的手臂套;二是夏天佩戴后肿了可能是因为皮肤没保护好;而佩戴了很长时间才更肿的,很可能是出现了一些其他的问题,比如说感染、肿瘤复发等。根据皮肤状态判断,是否皮肤有破损、

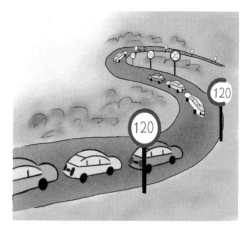

在一段道路中限速120千米/时突然有一段限速20千米/时,不管这段低速有多长,都会迅速引起后面的拥堵,同样液体也会被卡在最紧的那个节段(往往是肘部),不合适的手臂套反而会引起或者加重水肿

软组织损伤,或者皮肤存在红、热、痛,炎症反应会导致明显的液体负荷增加。因此,只要针对原发问题进行就医处理好,再佩戴合适的手臂套就会有比较好的效果。

⑲ 水肿患者的体重管理到底有多重要?

有研究指出,体重指数〔BMI=体重(千克)/身高^2(米)〕>30的乳腺癌根治术后患者与BMI<25的乳腺癌根治术后患者相比,淋巴水肿的发生率要高5倍;而且单纯肥胖就会直接引起淋巴水肿的发生。因此,体重管理对乳腺癌术后淋巴水肿的患者有多重要可想而知。在前面的问题中我们把淋巴水肿比作堵车,把淋巴管比作车道,那么肥胖就好比车道通行能力下降,因为周围的植物生长而使能够通行的车道变窄。只要有轻微的车流变化,就会发生堵车。因此,控制体重就好比及时修整绿化带,维持车道的宽度,从而减少大车通过影响后车通行(也就是淋巴管)的压力。

⑳ 患肢的淋巴水肿会蔓延至全身吗?

不会,但为什么患者会有这样的误解,往往是因为如果在短时间内,全身的液体负荷增加,比如说化疗后或者是系统性水肿(肾功能衰竭等),全身的静脉系统出现问题,会出现全身的水肿。但是在全身水肿出现前,患肢的水肿往往会先一步发生。因此,才会有患者误认为淋巴水肿会蔓延全身。实际上是因为全身性液体负荷增加,全身都会肿,只是先一步肿胀的是淋巴系统存在问题的患侧肢体。这一点其实又涉及淋巴系统的功能之一的安全阀,即静脉回流因为系统性疾病而引起系统性水肿时,肢体的液体负荷增加,健康肢体能够通过淋巴系统把肢体内多余的液体回流至静脉系统中,而患肢因为淋巴回流受阻,水肿无法缓解,才造成患肢最先发生淋巴水肿。

21 如果不治疗，淋巴水肿会不会持续加重？

门诊过程中总会有患者抱侥幸心理，悄悄问医生如果不做治疗，淋巴水肿是不是不会加重。在这里举个大家耳熟能详的例子：亡羊补牢。如果牧民一发现篱笆破了就补，那就不会损失羊。但是如果发现后，因为懒或不重视而不去补篱笆，那羊迟早被狼吃光。羊没了，金钱来源没了，牧民怎么生活？为了生活，牧民不但需要修补篱笆，还要再去买羊崽，重新把羊养大，这样花费的时间和精力比一早就修补篱笆要多得多。我们回到淋巴水肿，如果不接受治疗，淋巴水肿的病理变化会缓慢进展，虽然过程可能很慢，但是很坚定，并且如果出现突发情况，比如软组织感染、皮肤破损、过敏等，这个进程还会被加快。因此，早发现早治疗在淋巴水肿的诊疗过程中非常重要。越是不重视和拖拉，等到淋巴水肿进展到终末期后（也就是象皮肿、大象腿），因为肢体肿胀、反复坏死或感染影响日常生活甚至生命，才后知后觉地去治疗淋巴水肿，其付出的代价远比早发现早治疗要多得多。因此，淋巴水肿早发现早治疗至关重要。

22 如何判断自己有没有淋巴水肿？

如何判断自己有没有淋巴水肿。有以下三种方法。

（1）自身感受，感觉患侧手臂有肿胀感。有不少患者可能通过臂围测量，双侧臂围并没有差别太大，要结合自身的感受来判断是否存在水肿。

（2）定期评估、测量臂围。医院里一般会在出院前给每位患者测量腋水平，肘水平，腕水平，肘上10厘米和肘下10厘米，以及掌指关节水平的周径，并且回家后每月至少监测2～4次，前后两次一个部位的臂围差距大于1厘米时建议及时就诊。最好是同侧肢体的前后对比，因为正常人普遍利手比非利手要粗。有些患者两侧粗细一样，两侧对比没有差别，医生容易遗漏。但是实际上该患者的患肢有很大可能已经出现了较轻的淋巴水肿。

（3）每天用拇指和食指，分别在双上肢手背、手腕、前臂内外侧、上臂内外侧的同样部位捏起皮肤，对两侧捏起皮肤的厚度，如患侧皮肤厚度增加，则提示可能发生了淋巴水肿。

（4）如果有特殊情况，比如双侧手术的患者，则无法迅速评判，如果既往没有留有双侧臂围尺寸记录的，就需要去医

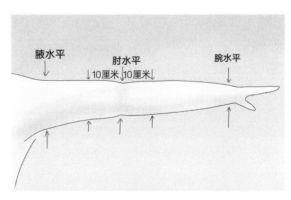

臂围测量的截段部位

院就诊，通过客观检查（水分测试仪等）来评价是否有水肿，水肿程度以及淋巴水肿的分期。

23 手臂发生水肿都是淋巴水肿吗？

对于乳腺癌术后患者，手臂水肿并不一定都是淋巴水肿。其实这个问题就跟"地球上都是中国人吗？"是一个概念。

水肿是一大类疾病，而在水肿中，淋巴水肿只是其中一个比较特殊的分类。除了淋巴水肿以外，还有系统性水肿、静脉性水肿、脂肪水肿以及混合性水肿等。就比如说静脉因为血栓、静脉瓣松弛等原因导致回流受阻，可能产生静脉性水肿；心功能不全的患者静脉回心血量受到影响，四肢都可能会肿胀，这时候手臂的水肿就是系统性水肿，是液体为主的水肿，而不是以蛋白质为主的淋巴水肿。的确，在乳腺癌根治术后（以及小部分前哨淋巴结活检患者），大多数手臂水肿都是有淋巴水肿的成分，但是也并不绝对，因此大家不要混淆。如果出现水肿，请及时就诊，请医生去分辨是什么水肿，并且做对应的检查及治疗。

24 如何寻找淋巴水肿专病门诊就诊？

淋巴水肿治疗对于国内临床医疗来说还是一种比较新的治疗方式，因此

淋巴水肿专病门诊相对其他的专病门诊并不是那么普及。那如何寻找淋巴水肿专病门诊就是淋巴水肿患者迫切想要知道的事情。主要有以下途径。

（1）手术就诊科室的术后随访门诊医生最可能有专病门诊的信息。例如，复旦大学附属肿瘤医院，术后随访综合门诊就配备了专业淋巴水肿治疗的医生进行诊断、指导及治疗；复旦大学附属华山医院、中山医院乳腺外科术后随访门诊，就会转诊至康复医学科的淋巴水肿专病门诊进行诊疗。

（2）直接去有康复科的医院做门诊咨询，康复科作为相对比较年轻的学科，圈子相对会比较小，康复治疗师之间信息传递较快，对于哪里有淋巴水肿治疗相对较熟悉。

（3）加入患者群，患者群中有些人往往经历过这些，因此对于哪里有淋巴水肿专病门诊会比较熟悉，并且可以相互交流，找到相对专业的淋巴水肿治疗门诊。

（4）网络搜索寻找，这是相对最麻烦也是最没有保障的，在前面三条途径都碰壁的情况下，可以通过这个方式来寻找。

值得注意的是，由于淋巴水肿治疗是相对新兴的临床治疗技术，并非每家医院都具备诊疗条件，因此建议其他地区的患者可以先找到淋巴水肿的诊疗医院就诊完成咨询和宣教后，再考虑后面是否需要进一步在院治疗。毕竟宣教、佩戴手臂套和手法治疗是淋巴水肿治疗的核心三剑客，而手法治疗并不是都需要在医院进行，也不是所有的患者都需要进行长期的治疗。因此，短期的指导已经能给绝大多数患者解惑，并且指明正确的方向，从而更有针对性地对淋巴水肿进行管理，改善患者预后，提高其生活质量。

(25) 如何诊断淋巴水肿？

虽然在专业书籍上，淋巴水肿的诊断需要进行影像学检查，但是就目前我国医疗条件来说，淋巴水肿治疗是一门新兴的学科，其对应的诊断设备并不普及，因此目前临床对于淋巴水肿的诊断主要还是通过病史及体格检查来确定。

（1）病史：有明确的手术、化疗、放疗史、软组织感染史，比如说乳腺切除术后，胸壁放疗等；淋巴水肿可能在术后即刻发生，也可能在术后5年内发生。相对而言，手术5年后，淋巴水肿的发生率会显著下降。

（2）体格检查

① 患侧肢体的确比对侧肢体或手术前的同侧肢体肿胀。

② 是否存在凹陷征，按压患肢皮肤时皮肤会出现凹陷。

③ 捏皮时，患侧皮肤比健侧皮肤更难以捏起，或者捏起皮肤的厚度比健侧要明显增厚。

（3）辅助检查

① 超声排除静脉原因造成的局部水肿，也可以观察皮肤厚度。

② 淋巴管吲哚菁绿造影作为排查淋巴水肿原因的重要手段，一些不明原因的淋巴水肿患者，可以进行该项检查，明确堵塞原因。

③ 淋巴结闪烁成像作为排查淋巴水肿原因以及淋巴液流动情况的检查，目前是淋巴水肿诊断的金标准检查。

④ 人体成分测试通过电生理，计算四肢及躯干液体百分比，识别水肿，并且监测水肿程度。

⑤ 核磁共振检查作为判断肢体成分的补充手段。

一般来说，有明确手术病史，并且水肿区域与受损淋巴结责任区域相一致，排除其他原因引起的水肿后，不需要做特别的影像学检查。

因此，通过病史及查体，绝大多数淋巴水肿患者是能够确诊并确定责任部位的。

26 如何评价淋巴水肿？

患者对自身水肿的评价最重要，因为自我早期识别淋巴水肿，并且监测水肿程度的变化对于淋巴水肿的治疗至关重要。

患者自我评价淋巴水肿包括以下几种方式。

（1）最直观的臂围测量。前文有提过，在早期识别水肿时，可以进行五个点的臂围测量。在确诊后对于淋巴水肿的监测也需要定期进行臂围测量，了解淋巴水肿的进展程度。

（2）手腕带绳带，估量手腕粗细。

（3）自己捏皮，看皮肤是否能捏起，两侧捏起皮肤是否一样厚。

（4）按压肿胀皮肤，看是否有凹陷，观察凹陷深浅。

（5）皮肤表面的硬度（张力）。患肢皮肤张力增高，或者说是皮肤变硬，那可能淋巴水肿程度增加了。

通过以上方法，来观察自身水肿的程度，如短时间出现明显变化的，需要及时就诊，调整治疗方案。而在医疗机构可以通过客观检查来判断，具体如下。

（1）经典排水法测量体积：把肢体浸入装满水的玻璃罐，测量因肢体浸入而溢出的水量来评估肢体的体积。

（2）3D肢体体积测量：通过3D扫描模拟肢体计算肢体体积，明确水肿程度。

（3）人体水分测试：通过电生理计算四肢及躯干的水分、脂肪、蛋白质含量，直观评价水肿程度。

（4）超声：测量皮肤厚度，评估淋巴水肿的程度。

（5）皮肤张力测试：评估皮肤上的压力，估计水肿程度。

（6）淋巴结闪烁成像：观察淋巴液回流情况，评估淋巴水肿的疾病进程。

除了客观检查外，我们还需要对淋巴水肿的病理分期进行判断。在这里简单介绍一下淋巴水肿各时期的皮肤表现。

0期：没有特殊表现，只是患者可能觉得有点胀，或者不适，捏皮两侧基本一样，没有按压凹陷。

1期：开始出现肉眼可见的水肿，捏起两侧皮肤的厚度也有一定差别，但是捏起一段时间后，这种厚度的差别会消失。按压有凹陷，专病门诊评价方法更多一些。

2期：变得更肿，开始变硬，按压皮肤没有凹陷，捏起皮肤厚度差距逐渐增大，并且不会随着捏皮时间的延长而变小。

3期：皮肤捏不起来，像石头一样，关节活动受到严重影响，甚至皮肤开始长出瘤样的肿块。

在上述几个时期里面，0期、1期都是治疗的黄金期，早发现早治疗，通过综合消肿治疗，能够以最小的代价获得最大的疗效。如果已经进展到2期，那就需要较高频率地接受治疗，花费的时间和精力比之前要多不少。如果已经进展到3期，除了绷带治疗外，手术软组织全层切除可能是最终的手段。

27 什么是综合消肿治疗？

综合消肿治疗是治疗淋巴水肿最主要、最核心的治疗。其中包括健康宣教、皮肤护理、压力治疗和手法淋巴引流。那为什么是综合且需要汇聚四种方式和技术去治疗淋巴水肿呢？因为单独某一种方法或者技术并不能很好地控制淋巴水肿。乳腺癌根治术后的淋巴水肿是不可痊愈但可控的。为什么不可痊愈，就是因为淋巴结不可再生，因为手术缺损的淋巴功能得不到修复，从而导致其无法痊愈。因此，上述四种方法或技术中，宣教和皮肤护理是为了最大限度地减少可能增加液体负荷的情况，手法淋巴引流是尽可能地动员残存淋巴管的功能，压力治疗是限制肢体体积，配合淋巴引流，使两种治疗效果1+1＞2。

28 综合消肿治疗是如何改善并控制淋巴水肿的？

上面解释了什么是综合消肿治疗。这里具体解释一下综合消肿治疗中的四个核心内容是如何控制淋巴水肿的。

（1）健康宣教：需要患者尽量减少可能引起液体负荷增加的情况。举例来说，被蚊虫叮咬后，皮肤会出现炎症反应出现蚊子块。正常人免疫正常，其免疫反应也就是一个小包，一定程度后通过淋巴回流，炎症因子会逐渐被引流走，那么小包会越来越小，最后恢复正常。腋淋巴结清扫的患者，局部肢体有免疫缺陷，淋巴回流受阻，因此炎症因子会堆积在局部无法被引走，而炎症因子都是蛋白质,局部蛋白质持续增加会引起淋巴水肿。因此,避免蚊虫叮咬,包括避免患肢受伤,受伤后及时消毒,都能避免或及早阻断炎症因子的释放,防止淋巴水肿的再增加。

(2)皮肤护理:除了上面健康宣教里所说的避免损伤,保护皮肤完整性以外,还可以用一些抑菌的护肤品,减少万一皮肤破损后,皮肤表面常驻菌(如表皮葡萄球菌等)的感染。

(3)手法淋巴引流:其实就是一种针对淋巴水肿原因的治疗手段,也是乳腺癌术后淋巴水肿最重要的治疗。把淋巴水肿看作堵车,那么手法淋巴引流就是给"瘫痪"的道路周围拓宽原有小路,以及新增乡间小道,将高速公路上堵车的车辆引流过这段堵车区域,从而减少堵车后方区域交通的瘫痪。

(4)压力治疗:也是手法淋巴引流后最重要的辅助治疗,手法淋巴引流的目的是将蛋白质引走,压力治疗的目的是最大限度地将液体挤出患肢,缩小患肢体积、避免反弹,加快治疗进度。

㉙ 我是否适合接受综合消肿治疗?

出现淋巴水肿的患者,如果没有特殊情况,如肿瘤复发、未处理肿瘤或一般情况较差,无法耐受治疗,都是可以接受综合消肿治疗的。当然接受综合消肿治疗对每个患者还要通过评估,制订个体化的方案来适合每一位患者。此外,综合消肿治疗是淋巴水肿正规治疗的第一步,并贯穿所有治疗的始末。

㉚ 综合消肿治疗是否能纳入医保?

综合消肿治疗主要包括压力治疗(绷带和气泵)、手法治疗及门诊宣教。压力治疗(气泵)及门诊宣教全国范围内已有对应的正规医保项目。而手法淋巴引流治疗在上海地区已经纳入医保范围。在淋巴水肿的压力治疗中所使用的绷带目前并没有纳入医保,需要患者自行承担费用。并且由于每位患者淋巴

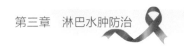

水肿分期不同,其使用的绷带样式也不尽相同。

31　为什么我需要绷带治疗,而不是压力手臂套?

绷带治疗的优势是压力梯度的个体化,经济实惠,适合水肿发展期;而压力手臂套的优势是佩戴方便,适合水肿稳定期。

一般来说,绷带治疗适合心灵手巧的患者或有心灵手巧家属的患者。绷带治疗对动手能力有一些要求,因此对患者或其家属要求较高。但是其对于早期水肿快速进展期来说更机动、更经济、更个体化而被推荐应用。

对于哪些患者推荐适用绷带治疗? 确定是淋巴水肿且肢体水肿快速进展的患者,并且家人或患者自身有一定动手能力。因为绷带的特性,每次治疗后,患者的肢体尺寸也会一点点地变小,重新绑绷带可以适合患者每一阶段。这一点是压力手臂套无法做到的,因为治疗后尺寸变小,那么弹力手臂套也就相对变大了,那就需要更换手臂套,反复购买不同尺寸的手臂套也需要花费不少的时间和金钱。

而在水肿稳定期,其肢体尺寸并不会有特别大的变化,因此手臂套反而能够方便佩戴,大大减少了操作时间,使患者更容易长期坚持,控制淋巴水肿的进展。

32　什么是手法淋巴引流? 和一般按摩有什么区别?

手法淋巴引流是一种直接作用在淋巴系统上的手法治疗。

有方向:从远端向近端(颈静脉角是全身淋巴液进入静脉系统的结构,因此为近端,身体其他部位都是远端,由远及近,将淋巴液排入静脉系统);

有节律:一秒一次(淋巴管,特别是胸导管收缩一般为一秒一次);

有技巧:画圈(充分牵拉纤丝,使毛细淋巴管开放);

有风度:轻柔(纤丝易碎);

有限度:单个部位一种手法可5～7次(可以理解为淋巴管的收缩也是会

累的,需要休息,一般周期为5～7秒);

有力度:排空淋巴结手法略重(淋巴结内管道更细更曲折,就好比花式吸管,绕好多圈,阻力相对较大,就需要用较大的力气才能喝到)。

手法淋巴引流的目的主要是为了梳理淋巴管、引流淋巴液、调节淋巴系统、促进内环境稳定;而按摩最主要的目的则是放松肌肉、缓解疲劳等。在与本书相关的妍康e随访微信公众号(全程管理-康复中心)中,我们还会有几个关于乳腺癌术后淋巴水肿的家庭版手法淋巴引流,其中最核心的内容则是通过反复的腋窝区域的手法引流,将腋窝积聚的液体有序地引向肩关节上方,再向内侧引入颈静脉角,重建一条新的毛细淋巴管网引流路线,促进患侧上肢的淋巴引流。观看视频后,大家会有更直观的认识,进而区别按摩和手法淋巴引流。

(33) 淋巴水肿是否可以药物治疗?

淋巴水肿目前的常用药物包括两类,一种是脱水、缓解症状的,一种是改善循环、抑制纤维化的。

先说第一种。有不少人认为淋巴水肿怎么说都是水肿的一种,那么脱水肯定没错,并且用药的时候短时间的确能够改善一部分肿胀。但是,这种缓解只是在用药的时候。药物一旦停止,肿胀又会反弹,甚至比用药前更加严重。原因很简单,根据前文所说的淋巴水肿的核心是蛋白质的瘀滞,而脱水药物只是针对水。一旦停用脱水药物,蛋白质造成的高渗透压就会迅速向周围组织及血管吸水,使患肢迅速恢复肿胀。因此,在标准的淋巴水肿治疗中,脱水药物不作为常规用药,其只可在患者因为肿胀极度不适,并且正在接受正规综合消肿治疗的情况下,才可以短期使用,配合标准治疗,快速改善患者症状。

再说另一种药物,苯并吡喃酮是目前唯一有研究证实可以抑制淋巴水肿患肢的纤维化并且改善患肢循环的药物。但是它也并不能替代综合消肿治疗。因此,其也是作为综合消肿治疗外的一种辅助用药。也就是说,并不是说吃了这类药物,就可以万事大吉。如果这样想就大错特错了。淋巴水肿是一种比较复杂棘手的疾病,单靠某一种手段并不能有效控制其发展。就好比建造高楼大厦,只有混凝土是不够的,还需要砖和钢筋才能够把高楼大厦建得足够高大、足够结实。只有混凝土(单用苯并吡喃酮类药物)的高楼就是豆腐渣工程,是经不起时间考验的。

当然对于乳腺癌术后淋巴水肿的患者,还有一种药物,就是抗生素,是在发生淋巴管炎的时候需要使用,并且是足剂量足疗程使用。在淋巴管炎相关问题中会有详细解说。

因此,总体来说,脱水药只是综合消肿治疗下的救急药物;苯并吡喃酮可以作为综合消肿治疗的辅助用药;如果存在淋巴管炎需要及时足疗程、足剂量使用合适的抗生素。

34　淋巴水肿是否可以手术治疗?

可以手术治疗,并且手术方式有不少。下面我们介绍几种目前国内使用比较多的手术方式。

(1)淋巴管静脉吻合:最直接,就是把手术切除腋淋巴结所对应的淋巴管与微静脉吻合,一次手术吻合5～10根,直接缓解淋巴管液体回流不畅的问题。简单的比喻就是一条高速公路有来(A淋巴管)回(B静脉)两个车道,中间有隔离栏分隔。腋淋巴结清扫把A方向高速公路给堵住了,但是B方向高速公路并没有被堵住,然后我们通过淋巴管静脉吻合术把隔离栏去除,将A方向的车道流直接引导至B方向车道继续通行。这样A方向的拥堵车流就会有所缓解,甚至可能会完全缓解。但是一旦B方向车流量增加(静脉压升高),B车道上的车流(静脉血)也会开到A车道上,重新造成A车道拥堵。

(2)淋巴结移植:相对委婉一些,是把健康的淋巴结移植到存在淋巴水肿的患肢上,替代被摘除淋巴结(就好像连接水管的水泵)的功能,从而重新建立蛋白质的引流,改善淋巴水肿。但是其见效时间略晚,因为新的淋巴结从移植到建立新的功能需要3～6个月时间。

（3）上述两种手术治疗是针对原因的手术，并不是适合所有患者。对于那种肿胀时间较长，淋巴水肿分期在3期，出现变异脂肪细胞的，可以抽脂＋部分软组织切除，改善患者的上肢水肿。

（4）对终末期的患者，也就是象皮肿患者，则比较适合软组织切除手术，从皮下到肌肉筋膜上方将纤维化的组织全部切除，让渗出的蛋白质和液体没有地方躲藏。但是术后需要长期佩戴压力支具来维持手术疗效。

目前主要的手术方式是以上四种，当然需要在综合消肿治疗效果不明显的情况下才考虑手术治疗。

35 气泵治疗是否能够改善淋巴水肿？

淋巴水肿专用的气泵治疗是能够促进淋巴水肿中液体的成分排除，配合手法治疗能够加快患者控制疾病的进程。但是要注意，我们说的是淋巴水肿专用气泵，不是普通气泵。可以这样打比方：把患肢比作一支牙膏，那气泵就好比你的手指，如果你要把牙膏挤干净，你需要用多个手指指腹有序从下往上一点一点地往上挤。但是如果给你的手上带一个冬天用的羽绒手套，那你挤牙膏的时候就挤不干净，因为手指被手套限制而变得粗大，导致从下而上的两次挤压间距变得更大，力量施加也会略有混乱，从而不能很好地把牙膏挤干净。而普通气泵就好比是带了羽绒手套的手，淋巴水肿专用气泵就好比手本身。因为普通气泵配备的肢体套其内的气囊数量为4～8个，由于气囊较大，两相邻气囊之间压力薄弱处也更大，液体容易瘀滞与此，从而导致患者治疗完后，

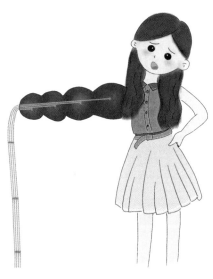

气压治疗后当心变成"米其林宝宝"

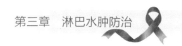

看着像个米其林宝宝。而淋巴水肿专用气泵,气囊的排列更加紧密,并且气囊数量也更多,从而有效避免了像米其林宝宝的尴尬。

36 如何选择压力支具?

压力支具主要有两种,弹力手臂套和弹力绷带。

弹力绷带:需要在有经验的医生或治疗师帮助下使用,主要用于水肿发展高峰期的患者,或者是淋巴水肿2~3期的患者,配合手法淋巴引流,巩固疗效。

弹力手臂套:主要是在患者淋巴水肿相对稳定的时候进行佩戴,根据患者手臂的尺寸选择合适的弹力手臂套。一般来说,0~1期患者,可以选用1级压力的手臂套(更舒适一些);2~3期的患者需要使用2级压力的手臂套(更紧一些)。需要根据水肿范围选择弹力手臂套的样式,一般来说手臂套的长度需要比水肿的范围远一个关节。另外佩戴手臂套后,患者可以自己感受肢体的哪个部分受到挤压。一般上臂近腋窝的地方相对压力最小,而手腕手背压力相对最大,其间压力梯度由近及远,由小到大,这样才能把液体挤压回肢体近端。如果感觉不适的患者,可以先佩戴1~2小时手臂套,观察手背手腕肿胀情况。如出现肿胀,说明手臂套尺寸过小,需要更换。

一般来说,寻找合适的手臂套比较花费时间。但是一旦找到合适自己的手臂套,那么对于淋巴水肿的维持是有很大的帮助的。

37 淋巴水肿什么时候需要手术治疗?

淋巴水肿什么时候需要治疗,其实有两个阶段。

第一个阶段就是淋巴水肿1期,也就是蛋白质还不多,纤维化也才刚刚开始,水占主要成分的时候。在正规的综合消肿治疗一段时间后,患者不能耐受,或者疗效不好的情况下,可以考虑进行淋巴系统重建手术,包括淋巴管静脉吻

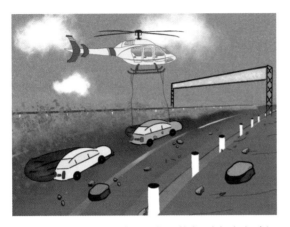

淋巴水肿一旦到了3期,手术只能起到去除水肿组织的作用了(也就是图中用直升机把拥堵车辆暂时运走),因此早期预防、早期治疗淋巴水肿十分重要

合或淋巴结移植。这就好比通过梳理高速公路周围小道,以及新建中型道路,来缓解道路的拥堵。这个时期如果手术成功,淋巴液回流趋于正常,不需要过于频繁的综合消肿治疗,患者的手臂能显著瘦身,接近正常。但是由于重建手术存在一定风险,并且就文献报道手术的成功率参差不同,因此需要患者谨慎考虑。

第二个阶段就是淋巴水肿3期,也就是象皮肿期,弥漫性的纤维化,皮肤表面过角化,瘤样物质出现等,这个时期就好比高速公路上的车辆无法通行堵成一片,把周围的交通也完全堵死了。这个手术就好比把目前堵在道路上的车辆全部通过直升机或者运输机运走,这只是短时间缓解。实际上也就是把皮肤以下、肌肉筋膜以上的组织全部切除,让淋巴水肿没有地方可待。这个手术术后需要长期佩戴压力支具。虽然外观难看了点,但是至少日常生活基本能够保证。

38 淋巴水肿能治愈吗?

很遗憾,淋巴水肿不能完全治愈,但是可以通过各种手段控制,甚至在一定程度上逆转,前提是需要早发现早治疗,并且患者有较好的依从性。为什么不能治愈? 就如灾后虽然是努力重建了,但始终回不到原先的样子。

39 有哪些方法可以预防上肢受伤?

牢记活动的原则: ① 动作幅度越大动作越慢; ② 避免接触锋利物品;

③ 夏天穿长袖或佩戴驱蚊配件,避免蚊虫叮咬,也要避免不小心的划蹭;④ 避免突然的患肢负重;⑤ 平时进行患肢的力量训练,缓慢地提升力量,从而使患者能够从容应对日常生活,而不至于因为一些简单的操作就引起上肢损伤。

40 万一患肢皮肤破了该如何处理?

首先及时处理伤口,如果只是浅表小伤口,及时消毒,破损周围涂抹 pH 为 5 的护肤品。同时,在活动时注意避免伤口污染。如果是较深、较大的伤口,需要医院消毒缝合。操作完后,需要在患肢进行手法引流,减少局部液体蛋白质过量集聚,而诱发或加重淋巴水肿。

41 术后没有好好关注淋巴水肿导致手臂越来越肿,还能治吗?

虽然是越早治疗越好,但是就像前面提到的那样,只要开始注意并开始治疗了,那就可以将现有的水肿控制住,而不至于任由其发展,直至淋巴水肿终末期。到时候需要面对的不仅仅是皮肤形态异常、生活受到极大影响,而且很可能会因为反复破损、感染、坏死而不得不截肢。

不管什么时候开始关注淋巴水肿,都不算晚,只要花心思去治疗,总是能够将淋巴水肿控制住。只是花费的代价会随干预时间的延迟而成倍增加。

42 为什么发生了淋巴水肿手臂会越来越硬?

变硬和淋巴水肿的病理过程有关系。淋巴水肿的病理过程,其实就是蛋白质堆积从量变到质变的一个过程。早期,蛋白质不多,蛋白质只是瘀滞在组织间,产生高渗,从血管内吸水。随着蛋白质的逐渐增多,伴随炎症反应甚至纤维化,组织间的蛋白质逐渐凝固。相对水来说,蛋白质是固体。因此,也就有了手臂越来越硬,肘关节或者肩关节活动越来越僵硬的感觉。

43 如何为淋巴水肿的患肢挑选合适的衣物？

一些患者淋巴水肿的肢体异常肿大，对于这些患者来说，挑选衣服尤为困难。因此，建议患者在经济条件较好的情况下，接受综合消肿治疗后，可以选择定做衣物。这样既不束缚患肢，又显得得体。更便捷一点的话，也可以按照患侧肢体的尺寸来购买衣服。挑选衣物对于淋巴水肿的患者来说，宽松、材料舒服是最重要的。

44 手臂突然红肿起来还有点痛，我该怎么办？

出现这样的症状，首先不要慌。去就近医院检查血常规和炎症指标如CRP（C反应蛋白）和ESR（红细胞沉降率），如果结果正常，并且皮肤红是在对皮肤刺激后才出现的，皮肤静置后，红逐渐退去，那就考虑不是淋巴管炎，而可能是局部交感神经过度兴奋引起的，平时注意保护患肢，不要经常或过度刺激局部皮肤。比如说穿宽松的衣服，患肢不要接触过冷过热的环境等。如果血常规白细胞明显增高，并且CRP和ESR均有升高，高度提示急性细菌感染，考虑诊断为急性淋巴管炎，那就要去医院就诊，正规用药治疗。

切记不要因为红肿症状比较轻，就放任自流，那么炎症会加快淋巴水肿的病理进程。等引起患肢极度不适的时候，可能已经错过治疗的最佳时机。

45 淋巴管炎有哪些体征和症状？

淋巴管炎其实就是淋巴管被链球菌等细菌感染了，起病急，以患肢的红、肿、热、痛起病，就好比扁桃体炎，扁桃体就会肿得像个球一样。细菌入侵后，由于数量不少，需要增援，许多炎症细胞这样的正规军会持续从血管内被招募到战场，因此战场会被持续扩大，造成肿；正规军和细菌战斗会造成较大的破坏，因此会产生疼痛；战火燃烧，会引起发热；战争会流血（细胞会因为炎症而充血），因此会变红。如果是急性淋巴管炎，如果没有得到及时的治疗，红、肿、热、痛会持续存在，而不会因为患肢静置一段时间后消退。除了红、肿、热、痛外，细菌在局部繁殖，然后沿着血管到全身，就会引起全身的菌血症。

46 如果我患了急性淋巴管炎该如何治疗？

淋巴管炎的治疗方法首先是以抗炎为主，在明确诊断后及时、足疗程、足剂量的抗生素应用往往是关键。导致淋巴管炎的元凶常常是链球菌，它是一种生命力很顽强的球菌，短时间的抗生素治疗只能达到抑制的作用，往往会有残留，在人体下一次出现虚弱的情况下会再次起病。因此，发现有不少患者1年内反复出现淋巴管炎，甚至可能2～3个月发作一次。这样的反复打击会直接破坏淋巴管的功能，加速患肢的纤维化，加重淋巴水肿。因此，足疗程、足剂量的抗生素应用是非常必要的。一般建议使用抗生素的时间≥2周。可以使用青霉素、二代或三代头孢等，具体用药以就医诊疗后为准。

其次就需要综合消肿治疗的配合，如果说抗生素是正规军，那么综合消肿治疗就是负责善后的后勤，清理战场，重建家园。由于淋巴管炎是对淋巴管的破坏，因此在感染稳定后，需要早期介入进行淋巴引流、梳理淋巴管、激活毛细淋巴管、改善淋巴功能、促进炎症后淋巴水肿的消退。

47 如果我有其他疾病，需要在患肢进行手术是否可行？

患肢进行手术是可行的，不过需要对手术的必要性进行评估。因为手术毕竟是一种损伤，根据手术创伤的范围，其术后引起的局部炎症反应也不尽相同，这样的损伤在乳腺癌术后患者的患肢上有一定可能会诱发淋巴水肿。因此，如果上肢存在明确的手术指征，可以在和医生充分沟通、充分了解术后淋巴水肿可能性后，进行手术。当然术后需要定期监测手臂维度，并且定期进行淋巴水肿门诊的随访。如患肢有水肿趋势的，应及时治疗。

48 水肿管理和预防水肿的运动，与我们常说的体育运动有什么不同？

预防水肿的运动与体育运动是两个概念。或者说预防水肿的运动是有特定要求的体育运动。

体育运动是在人类发展过程中逐步开展起来的有意识地培养自己身体素质的各种活动。其内容丰富，有田径、球类、游泳、武术、健美操、登山、滑冰、举重、摔跤、柔道、自行车等多种项目。

预防水肿的运动则是体育运动里的一些有特殊要求的运动，就比如说跑是比较轻松的慢跑，而不是快跑；游泳是优哉游哉地划水，而不是为了拿奖牌那种拼老命的竞技性游泳。其目的与体育运动的目的有所不同，所以对运动时的要求也不尽相同。体育运动更多的要求是更快、更强、更持久，而预防水肿的运动则是舒适、健康和不疲劳。掌握了运动的目的及运动的原则，几乎所有的体育运动都可以进行。

49 什么样的锻炼可以避免引发、加重水肿？

适合淋巴水肿患者的运动有很多，推荐中青年患者优先选择游泳，中老年患者优先选择跳广场舞或打太极拳等。原因如下：在游泳的时候，上肢是在水中，水对皮肤的压力比大气对皮肤的压力要大，这就相当于天然的手臂套；另外游泳是在水中，活动的阻力不大，对于肢体的负荷不大，不会有特别多的液体负荷，因此在非竞技性的游泳状态下对淋巴水肿的影响极小，甚至没有。最后游泳不但对四肢躯干肌肉有一定的增强作用，还对心肺功能有较大的帮助。游泳是淋巴水肿患者优先选择的运动。那为什么中老年患者不适合游泳？因为中老年患者，骨关节问题可能会比较普遍，并且心肺及耐力并不好。游泳这种方式对于他们来说优势并不大，因此不作为优先推荐，而是应以慢速的全身性的活动为主。因为这类活动对于关节的磨损及负荷不大，有利于中老年患者长期坚持。当然平地快走、慢跑、踩椭圆机等也是推荐的运动项目,只是需要在佩戴手臂套的情况下进行。另外卧位的活动,包括床上空踩单车、做卷腹等也都是可以进行的。

如果患肢不是优势上肢的话,运动量较低的非竞技性球类活动,包括羽毛球、乒乓球等,也是可以进行的运动。

当然在一些有淋巴水肿专病门诊的医院里,有一些专门为乳腺癌术后患者设计的医学体操也是非常好的。它不仅能够促进局部淋巴回流,还可以维持关节活动度,同时能够维持肌肉容量,一举三得。

50 我已经发生上肢淋巴水肿,还该不该运动?

首先,先说个事实。肢体的液体回流,不管是静脉还是淋巴管,很大程度上需要依赖肌肉的挤压。那显而易见,如果肌肉长时间不运动或者运动不够导致肌肉萎缩,肌肉挤压脉管的作用持续减少,那静脉和淋巴管的回流就会受到影响。那么到底该不该运动? 该,但是不要做负重的运动。可以选择游泳、打太极拳、跳广场舞等,维持肌容量的同时,改善心肺功能,从而改善生活质量。

51 患肢淋巴水肿合并肩周炎怎么办?

淋巴水肿肢体出现肩周炎在日常门诊中很常见。原因很简单,那就是生活中不可能一直只用一只手用力。在患手不得不用力的情况下施力不当或者肌肉不能耐受,就会出现肩周软组织的损伤,从而引起肩周炎。原则上,如果出现淋巴水肿合并肩关节疼痛及活动障碍,需要及时就诊,通过综合消肿治疗和关节活动训练来改善上肢功能。如果不处理,肩周软组织炎症不仅会影响肩关节活动,还会增加淋巴水肿的程度,从而进入恶性循环。

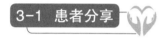

3-1　患者分享

缓解淋巴水肿之经验分享

戴　戴

我是一位2008年手术的乳腺癌患者,右乳全切同期背阔肌重建,清扫了腋下淋巴,术后至今已经14年了。同时我也是一位术后伴有淋巴水肿的患者,淋巴水肿这一项因为不影响生存率一直被我忽视着,等到发现水肿时,已经意味着我要终身和它抗争,它虽然不致命却真真正正地影响着我各方面的生活质量。

我的淋巴水肿起源于一次搬家,当时我已术后6年了,生活基本回归正轨,想着靠自己的力量整理东西,很重的纸箱搬上搬下,甚至心中有些窃喜,自己已经恢复如初。没想到几天后就明显感觉到肩膀腋下的麻痹感,腋下和上臂开始肿胀,突然意识到这是不是传说中的淋巴水肿。于是我去了康复科看诊,医生告诉我淋巴水肿大多初发是从腋下和上臂肿胀开始,慢慢才会发展到整条手臂肿,所以当你觉得腋下酸胀感时已经要持续观察是不是淋巴水肿了。对于我这种初发的淋巴水肿患者,康复科医生给出的治疗是通过淋巴引流按摩和穿机器压力服这两种方式,经过一段时间治疗后改善明显。如今妍康e随访的公众号上也有向心性按摩和淋巴手法引流的视频,可以让家人经常性对照着按摩一下,无论是预防水肿还是缓解水肿都有效果。

而发生淋巴水肿的那年也是我体重增幅最大的一年,虽然这个成因我无法深究,但在后来学习这方面宣教资料中知道体重超重也会增加淋巴水肿发生概率。所以乳腺癌术后建议保持规律的运动,维持一定肌肉量,不让自己过胖或过瘦,对乳腺癌患者的愈后各方面都有好处。最近一段时间我也坚持运动,除了有氧运动外每周也会做一些抗阻运动,在我可承受的范围内也会加入一些涉及双臂承力的动作。淋巴水肿和运动对我来说是一对相悖的课题,运动初始我就发生因为跑步带来的胸部假体振幅使上臂肿了,为此我马上调整了运动方式,改为爬坡走,减少胸部振幅。反正条条大路通罗马,每种运动都可试,要学会自我观察和自我调整,找到自己淋巴水肿和运动的平衡点。为此我总结了以下几点经验。

(1)时刻观察自己腋下、手臂的状态。

(2)运动初始需有专业人士指导。

(3)如需负重应循序渐进,从最轻量开始,有任何不适马上停止。

(4)运动时可佩戴压力袖套防水肿,每日睡前做向心性按摩和淋巴手法引流。

切记切记,淋巴水肿一旦发生是无法治愈的,只能缓解。所以谨记这句话:淋巴水肿预防大于治疗。

专家点评

亡羊补牢,为时未晚;及时止损,善莫大焉!

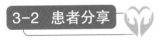
3-2　患者分享

与其救疾于有疾之后,不若摄养于无疾之先

朱　妮

2016年底我被查出患了乳腺癌,接受了全切＋背阔肌同期重建手术,术中做了前哨淋巴结活检全部阴性,因此没有清扫淋巴。之后才明白这得益于医疗技术发展和医生精湛的手术,在病情允许的条件下保全腋下淋巴结可以减少很多后遗症、并发症,一旦淋巴水肿则很难恢复。

暗自庆幸和感恩的同时,我通过医院的科普讲座得知即使只做了前哨淋巴活检并且没有淋巴清扫的乳腺癌患者也有淋巴水肿的风险,只是其发生概率从约25%减低到约10%以内。看到水肿患者的图片和一些熟悉的病友时有淋巴水肿的烦恼，我认真将医生护士对淋巴清扫患者的注意事项一一学习，并且扩展到生活中的每一个细节，比如抽血的时候总是伸出健侧手臂，即使护士说看不清血管换只手臂我也和她说明缘由，并请她再试试哪怕多扎两针；夏季出游时总是穿着长袖避免蚊叮虫咬；锻炼时避免瑜伽中的手臂承力动作，舞蹈时大幅度高频率的甩手动作我一概不做……另外我和家人经常沟通及时示弱，让他们理解我是防微杜渐，为了保护自己不给家人添麻烦，所以家人脑子里也上紧了弦，重物从不让我提。

　　小心归小心，却逃不过命运的作弄。由于长期小心保护，即使在意外摔跤时我患侧手臂的反应也是慢一拍，或许潜意识里仍旧存在保护意念，竟然没有用手去支撑硬是肩膀着地摔了个肱骨近端粉碎性骨折。当我被送进医院急救时，满脑子"完了完了，淋巴水肿不可避免了"，首诊的骨科医生了解病情时，我首先告诉他我是肿瘤康复患者，前哨淋巴清除过，请一定要对可能发生的淋巴水肿做些防范。在确认脑部没有着地损伤后医生首先让我检查凝血一堆指标，他耐心地告诉我肿瘤病人多发高凝血一定要尽早避免深静脉血栓的形成，这也是对血管的保护，对预防各种水肿有防范作用。接下去的手术治疗中，在全麻前最后一刻我还和医生聊着避免淋巴水肿。我的反复述求得到了医生的充分重视，手术后医生查房特地关注我的手臂是否水肿，不幸的是术后第三天发现我整个手臂肿胀和大腿一样粗，同时疼痛不已。再次检查发现血液指标存在血栓的风险，虽然深静脉血栓发生在上肢的概率比较小，医生考虑到我患侧经历过乳腺手术，淋巴水肿和血栓水肿的发生都是有可能的。这时我和家人都已经意识到事情的麻烦，立刻申请骨科联合血管外科会诊，后来通过血管B超确诊是深静脉血栓引起的血栓水肿，医生给予了及时的用药治疗。

　　在静脉血栓治疗时是不可以做预防淋巴水肿的向心按摩的，因为害怕血栓脱落引起致命的损害。差不多一月有余，急性血栓基本消融水肿也消退时，我感到上臂和腋下始终有胀痛感和麻木感，非常不舒适。在征求血管外科医生同意后，我开始每天进行向心按摩数次、重新下载学习已经忘了的乳腺癌术后康复操、躺下时患侧加垫小枕头、尽量朝健侧方向躺卧等，这些曾经的宣教科普又运用到这次骨科手术后。手臂和腋下的麻胀感渐渐好转,自己明显区分出肩膀骨折处的不适依旧存在,而淋巴水肿的迹象已经消失。在感谢骨科和血管外科医生救助的同时,我心里始终感激肿瘤医院的医生护士对我们这些患者术后管理的宣教力度,让我入心入脑,在意外发生时给予自己及时提醒并协助医生一起预防,让后遗症减到最低。

现在我的手臂已经逃过淋巴水肿这一劫,这种幸运是暂时的,今后我要继续好好善待这伤痕累累的半侧身体,终身预防淋巴水肿。

专家点评

> 治未病,上策也;花最少的代价,获最大的效果。

 3-3 患者分享

淋巴水肿治疗的经验分享
王女士

2020年5月,我在复旦大学附属肿瘤医院进行了左侧乳房的根治手术,术中清扫了20个淋巴结。术后多西他赛联合4次化疗,化疗期间我感到肩膀酸痛,上臂、手背、手指肿胀,并于中山医院康复科门诊就诊。康复医生先用弹力绷带治疗手背、手指水肿,后期佩戴压力臂套手套,水肿得以控制,没有再继续发展。

化疗完成后,我进行了25次的胸壁放疗,放疗时,我的手背、手指,特别是中指和小指肿胀加重,又回中山医院治疗,医生运用弹力绷带(3M 6毫米)治疗手背和手指。由于水肿加重,我和医生沟通后,我绑着弹力绑带上放疗机器。

放疗很多不良反应是延时性的,所以放疗结束后,我手背和手指的肿胀更加厉害,特别是白天佩戴弹力手套会有肿胀灼热感,十分难受。

此时病友介绍了上肿淋巴水肿团队,在汤医生的诊疗安排下,由康复科高医生进行了3个疗程的引流手法按摩,同时晚上自行用弹力纱布绑住手背手指,2个月后,手背症状得以缓解改善,4个月后基本恢复。

2021年7月,我又在复旦大学附属肿瘤医院进行了假体置换手术,术后小臂手肘处出现了水肿,我再一次找到高医生,进行引流手法按摩,目前水肿得以缓解改善,保持稳定。

回首整个治疗过程,我个人有几点体会和大家分享。

(1)术后尽早锻炼患侧手臂。

(2)每日居家按摩护理。

(3)在专业医生指导下进行治疗。

(4)定期测量手臂,佩戴专业臂套手套。

也祝愿各位姐妹们能够顺利度过治疗期,保护好患肢,避免淋巴水肿的发生和发展!

个体精准,综合治疗,找对的人,做对的事。

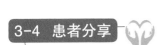

淋巴水肿治疗的经验分享
宋女士

本人73岁,2011年在上海肿瘤医院手术切除右乳并腋窝淋巴清扫,术后化疗放疗及靶向治疗全部完成已有10余年内。

经过专业团队的治疗后,我生活逐渐趋于正常,几年内也是遵照医嘱,患肢不提重物,但是几年后仍感到患肢有点肿胀,尤其是腋下还能摸到多出一块软软的肉。

2017年，由于搬家，要整理物品，长达1月。期间有不少物品需要清洗、晾晒，装箱物品分量较重，用力次数较多，日积月累，导致患肢肿胀持续增加，并且搬入新家后，肿胀也无明显消退。后来又不慎被虫咬，并引发上肢红肿（感染），在医生指导下吃了抗感染药物后红退了，但是肿胀较前又进一步增加。后经病友建议，网上购买弹力手臂套，由于没有专业指导，手臂套带上30多个小时没有脱下，第二天脱下时，前臂也出现了明显的肿胀，后悔不及。

在病友的推荐下，赶紧找到复旦肿瘤团队和华山（北院）康复团队，高医生先是手法激活全身淋巴系统，包括颈部腹部；然后开通肩部毛细淋巴管，包括腋窝的手法淋巴重建、胸部后背及上肢的淋巴引流。并且指导我选择合适的手臂套，并规范的佩戴。在多方面共同作用下，手臂的肿胀感觉改善了，手臂的尺寸减少了，上肢的活动也轻松了，能穿的衣服也多了。

经历了这一场劫难，我的经验和教训有以下几点。

（1）遵医嘱，不能让患肢突然提重物，需要阻抗训练后循序渐进。

（2）要保护好患肢皮肤，不让其受伤，如有受伤，要及时消毒。

（3）在专业的医生指导下，坚持每天进行手法淋巴引流（听医生说，正常人上肢每天会生成30毫升左右的淋巴液，进行了腋窝淋巴结手术的患者就没有办法使这些淋巴液回到循环系统，需要每天坚持手法淋巴引流，不让其淤积，造成水肿）。

（4）遵医嘱，规范佩戴合适的手臂套。

（5）早发现，早治疗，不能等到患肢影响功能了才治疗，那就为时晚矣。

专家点评

搬家不缺你一个，水肿手臂多一个，合适袖套带一个，规范治疗来一个。

第 四 章

日常饮食宜忌

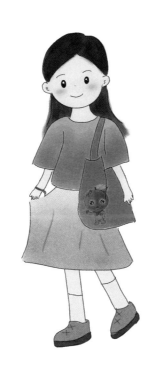

1 什么样的饮食最适合乳腺癌患者？

俗话说民以食为天，只有吃得好，人才会开心。对于乳腺癌患者也不例外，饮食是极其重要的话题。而对于乳腺癌患者的饮食，除了禁止食用可能含有雌激素的物质外，其他均可以食用。可能含有雌激素的物质包括蜂王浆、胎盘制剂、花粉及不明成分的保健品等需要避免食用。一言以蔽之，参考并遵循中国居民膳食指南的膳食金字塔对于饮食的安排十分重要！

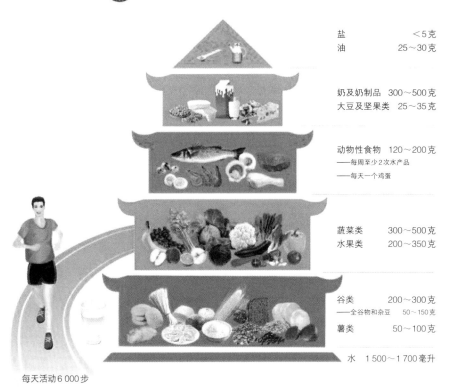

中国居民平衡膳食宝塔（2022）

盐	＜5克
油	25～30克
奶及奶制品	300～500克
大豆及坚果类	25～35克
动物性食物	120～200克
——每周至少2次水产品	
——每天一个鸡蛋	
蔬菜类	300～500克
水果类	200～350克
谷类	200～300克
——全谷物和杂豆	50～150克
薯类	50～100克
水	1 500～1 700毫升

每天活动6 000步

饮食遵循中国居民膳食指南的膳食金字塔，保持每天12种食物、每周25种食物的多样化饮食

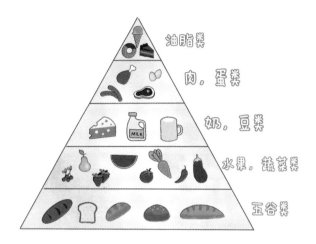

② 乳腺癌患者是否可以喝牛奶或者奶粉？

　　这是很多乳腺癌患者都会问的问题。越来越
多的研究表明牛奶中的雌激素含量很低，不足以
对人体的健康造成威胁。基于已公布数据的定量
分析表明，牛奶中雌激素的含量远远少于监管机
构所公认的安全范围。此外，牛奶中含有钙，对于
服用内分泌药物和绝经后的乳腺癌患者是较好的
补钙食物，因此完全是可以喝的。

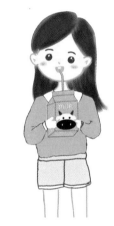

牛奶是安全可靠的钙源

③ 乳腺癌患者是否可以吃阿胶？

　　阿胶制品已在市面上被当作保健食物广泛营销，很多女性也被其推崇的
功效所打动，但对于乳腺癌患者是否能够食用阿胶，众多女性患者都充满疑虑。
阿胶主要由黑驴皮熬制而成，是一种中药制剂。近年对其的研究日渐兴起，研
究表明阿胶具有滋阴、补血、止血、润燥之功效，可帮助提高白细胞及红细胞数
量、调节免疫功能、抗氧化、抗疲劳。但值得注意的是并不是人人都适合食用阿
胶，因为其性滋腻，会阻碍胃肠道及脾脏消化功能，因此，中医学上称为胃脾虚

弱者,即有胃病史者、容易消化不良、胃胀满的人应慎用阿胶。且目前市面上的阿胶质量参差不齐,建议患者咨询你的乳腺外科医师和中医师后再食用。

4 乳腺癌患者是否能食用大豆与豆制品?

答案是肯定的,可以适量食用大豆与豆制品。临床上,所有可能与雌激素有关的食物,都是乳腺癌患者惧怕与忧虑的食物。大豆里含有大豆异黄酮,属于植物类雌激素,它虽然具有一定生物活性,但其不会改变人体内正常的激素水平,且具有平衡体内雌激素的作用:当体内雌激素水平低时,豆制品含有的异黄酮会替代部分雌激素功能,维持人体正常功能,进而降低更年期综合征、心脑血管疾病及骨质疏松的发生。当体内雌激素水平升高时,豆制品会替代雌激素功能使体内雌激素分泌减少,维持激素平衡。但补充异黄酮的最好方式是食补,即食用适量(约30克)的大豆及其制品,避免食用补充异黄酮的保健品。

5 乳腺癌患者是否可以喝咖啡?

咖啡已成为世界上最常见的饮品,且有很多文化历史甚至情感蕴含其中,咖啡也越来越受到中国人的喜爱。而乳腺癌患者能否饮用咖啡也成为众多女性患者的疑虑。

多项研究已表明,咖啡有很多好处,如长期每天饮用0.5～3杯咖啡可以有效降低心血管疾病风险。美国FDA给出的参考标准是成年人每日不得超过400毫克,而长期大量如每天6杯以上将显著增加心脑血管疾病风险。此外咖啡也可降低多种癌症的发生风险,如肝癌、前列腺癌、子宫内膜癌及皮肤癌。有研究表明,饮用咖啡还会降低阿兹海默症、帕金森病及抑郁症的发生风险。而对于乳腺癌,一项长达16年随访的研究发现,咖啡摄入量对绝经后女性浸润性乳腺癌发病风险无显著影响。中国的研究者系统回顾了咖啡摄入量与绝经前和绝经后女性乳腺癌风险的相关性,结果表明,咖啡的摄入量与绝经后女性总

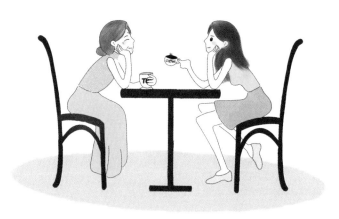

乳腺癌患者可以饮茶、喝咖啡,但要注意不可过度饮用,每天不超过2～3杯

体乳腺癌风险无关,与雌激素受体阴性乳腺癌风险可能相关,推荐每天最高饮用2～3杯咖啡。因此,总体来说,乳腺癌患者喝咖啡是安全的,但建议防止因过多饮用而导致骨质疏松哦!

⑥ 乳腺癌患者是否可以喝茶?

饮茶具有悠久的历史,茶叶的养生功效也众所周知,它具有抗氧化、保护心脑血管、防辐射甚至具有抗癌作用。我国研究者对茶与乳腺癌发病风险的研究进行系统评价,结果显示饮茶与患乳腺癌风险无关,且女性的月经状态不会影响其患乳腺癌的风险。另一项研究系统分析了咖啡、茶与女性患乳腺癌风险的关系,结果显示茶的摄入量与绝经后女性总体患乳腺癌风险无关,与雌激素受体阴性乳腺癌风险可能相关。总之,各研究结果并未明确证实乳腺癌与饮茶的直接相关性,所以可以喝茶,但每天饮用不要超过5杯,否则也会引起潜在的风险或不适。

⑦ 乳腺癌患者是否可以吃灵芝孢子粉?

灵芝在我国有悠久的药用价值历史,而灵芝孢子粉是灵芝在成熟期弹射出的卵型生殖细胞,其内含有多种生物活性成分,包括多糖、三萜、甾醇类及核苷等,因此具有抗氧化、抗肿瘤及增强免疫力的作用。另有研究表明,灵芝孢子粉可以改善接受内分泌治疗的乳腺癌患者的癌症相关性疲劳。但由于灵芝孢子粉的生物活性成分提取过程复杂,因此其具体的分子结构、作用机制等尚不明确。因此,具体服用时机及剂量建议咨询中医。

8 乳腺癌患者是否可以服用冬虫夏草?

冬虫夏草是我国传统中医药中的一种,是由中华虫草菌寄生于虫草蝙蝠蛾幼虫体后发育而成的真菌子座和充满菌丝的僵死幼虫的复合体。冬虫夏草具有一定的药理效果,近年关于它的研究也较为丰富,其含有多糖、甾醇类及核苷类、氨基酸及甘露醇等,因此具有调节心血管系统、调节免疫功能、抗肿瘤等作用。但冬虫夏草的"补"也不是适合所有人群,中医中的"补"是针对"虚"而言的,服用要咨询相关中医并对症下药。

9 乳腺癌患者是否可以吃姜黄素?

姜黄素是一种药食两用的传统药材,且已有研究证实其具有清除自由基、抗氧化、抗肿瘤、调节血脂等作用。即便也有研究表明,姜黄素对乳腺癌的治疗具有一定增效减毒作用,但其机制以及与其他药物的相互作用尚不明确,需要大量的临床研究予以证明,因此,建议患者谨慎服用,必要时咨询你的中医师。

10 乳腺癌患者是否可以使用异硫氰酸补充剂?

异硫氰酸苯乙酯是从十字花科植物中提取出来的一种异硫氰酸酯类物质,研究表明其对多种恶性肿瘤具有抑制作用,但作用机制尚不明确。我们需要更多的研究以明确异硫氰酸的生物活性及药理作用,确定其利弊。因此,建议乳腺癌患者通过食用适量含有此类物质的蔬菜，如西兰花，以补充异硫氰酸。

11 乳腺癌患者是否可以补充营养剂？

营养剂是一个综合性概念，也许是指一些保健品。服用任何保健品都不如食补，饮食多样化是最好的选择。如果在特殊情况下，例如化疗期间胃口较差，放疗过程中吞咽不适，或者胃肠较为虚弱的患者，可以在医师和营养师的建议下合理补充营养剂。

12 乳腺癌患者是否可以吃鸡、鸭、鹅或者甲鱼、螃蟹之类的发物？

发物是广泛流传于百姓中与中医密切相关的饮食禁忌概念，但由于缺乏对该类食物的系统研究，以至于使发物的概念范围越来越宽，进而导致百姓的迷茫。此"发（物）"非彼"（复）发"，是过敏，还是进食后容易复发？不同书籍记录的发物概念有相似之处，秦伯未先生在《病人的膳食问题》中指出，发物"主要指辛热之物"。现代汉语词典中"发物"主要指有刺激性或有营养的食物，且易使疖疮或某些疾病发生变化的食物，即具有温补或易致敏的食物。甲鱼、鸡鸭鹅或者海鲜之类是富含蛋白质的食物，从西医角度而言，以上均为可以食用的食物，尤其是在康复期是补充优质蛋白的可靠来源，它们和乳腺癌发生发展甚至复发没有关系。

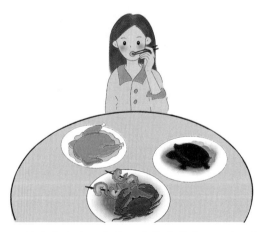

所谓的发物大多是安全可靠的营养来源，适量食用有益于健康，并不会引起复发

膳食营养——乳腺癌患者饮食指导原则

现代医学研究表明:引起乳腺癌的原因是多方面的。目前来说,**还没有证据证明任何一种食物和乳腺癌的发病有明确必然关系**,但不良饮食生活习惯可能与乳腺癌的高发有一定关联,因此作为乳腺癌患者,需要重视的是饮食结构的科学合理,而不是忌口民间流传的各种所谓"发物"。饮食的关注重点不是"吃什么",而是"怎么吃"!

由于部分乳腺肿瘤的生长需要依赖于雌激素,因此以下几类动物性雌激素食物对乳腺癌患者是**明确禁食**的:

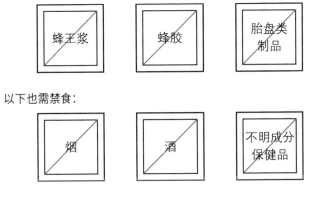

蜂王浆　　蜂胶　　胎盘类制品

以下也需禁食:

烟　　酒　　不明成分保健品

除此之外,正常食物乳腺癌患者都可以食用。

---

13 乳腺癌患者是否能吃辛辣的食物?

辛辣是一种广泛被百姓喜欢的食物口味,四川、两广、两湘地区是辛辣口味的关键地区,以麻辣甚至酸辣著称。近年来,由于经济发达,饮食文化也相互交融。对于乳腺癌患者而言,可以适度食用辛辣食物,并没有数据支持四川人因为爱吃辣而特别容易乳腺癌复发。值得提醒的是,在容易导致胃肠功能紊乱的治疗期间,需避免因食用辛辣的食物引起的消化道不良反应。

14 乳腺癌患者是否需要服用维生素或者微量元素?

市面上存在各种品牌的维生素或微量元素补充剂,虽然有少数研究证明维生素或者微量元素补充剂可预防或降低乳腺癌发生风险,但过量的维生素同样会导致中毒,甚至发生严重疾病。例如近年来十分流行的补硒,很多患者不管三七二十一,补了再说,结果有些人出现了乏力、气促等不良反应。因此,建议饮食正常的乳腺癌患者,可以通过健康均衡的饮食来补充维生素或微量元素达到体内的平衡稳态,不要刻意补充维生素或者微量元素。必需补充时,也需要先进行医学检测后再进行合理补充,这样做有利于后续随访适时调整。

15 多吃什么食物可以增强免疫力?

免疫力是指机体识别和排除非己的抗原性异物的功能。免疫力会受多种因素影响,如环境因素和生活方式因素,包括心理健康、情绪、饮食、运动、睡眠等多方面。因此,单独靠食物增强免疫力是远远不够的,还需从多种维度来增强,如增加身体锻炼、充足的睡眠、良好且稳定的情绪等。

16 可以打增强免疫力的针剂吗?

近年增强免疫力的针剂在肿瘤治疗领域日渐兴盛,但免疫相关制剂增强免疫力的效果是非常有限的,且长期依靠药物不利于自身免疫力的调动。因此,建议乳腺癌患者考虑从更多维度增强自身免疫力,例如充足的睡眠、均衡的饮食、良好的心态、合理的运动等,而不是依靠免疫力针剂。

17 乳腺癌患者能不能吃芝麻?

芝麻中含有芝麻酚、芝麻素等内源性木脂素类抗氧化剂,能够清除体内自

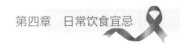

由基。因此,乳腺癌患者是可以吃芝麻的,但任何食物都不要过量,且尽量食用质量好的芝麻,否则变质的芝麻可能含有黄曲霉素,对人体造成危害。

18 乳腺癌患者能不能吃柚子?

　　柚子是芸香科、柑橘属植物。其果汁、果肉均鲜嫩多汁,且含有丰富的维生素和矿物质。柚子也具有解毒、促消化的作用。因此,乳腺癌患者可以适当吃柚子。但关于柚子的毒性和功效,未来需要更多的研究证实。这里值得注意的是,此处提到的是柚子(grapefruit),而不是西柚,但这并不意味着乳腺癌患者不可以吃西柚,只是有研究表明超过85种药物可能会与西柚发生相互作用,甚至其中43种可能导致严重的不良反应,因此在接受靶向药物等特殊药物治疗的过程中尽可能还是避免食用西柚。

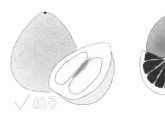

部分靶向药物应用过程中,需要禁食西柚以确保药物的正常代谢

19 乳腺癌患者是否可以补充辅酶Q10?

　　辅酶Q10是经生物体合成的一类维生素物质,在线粒体中发挥重要功能,能够参与ATP的合成。虽然有研究表明辅酶Q10在不同人群中具有抗氧化、增强免疫力、增强心脏动力及调节血脂等作用,但有些基础研究显示其可能对于三阴性乳腺癌会产生负面影响。因此,未来对于辅酶Q10仍需进一步研究及证据支持,也需要进一步根据医生的建议来酌情使用。

20 是不是乳腺癌术后只吃素就不太容易复发转移?

　　很多女性认为只吃素食可以预防或降低乳腺癌发生风险,然而这是毫无科学依据的推断。也许适量的素食会起到降低血脂的作用,但也可能会由于缺乏蛋白质摄入而导致营养不良或者脂代谢异常。此外,复发风险与肿瘤自身生物学性质、人体免疫力、社会环境等诸多因素相关,因此,对于乳腺癌患者,并不推荐纯素饮食。

21 地中海饮食是否对降低乳腺癌复发有帮助?

各个国家的饮食文化丰富多样,饮食结构也大不相同。地中海饮食是以意大利、西班牙、希腊等地中海区域为代表的饮食结构,食物种类包括蔬菜、水果、谷类、豆类、坚果类及适量鱼类及肉类,食物油主要以橄榄油为主,且辅以适量葡萄酒。虽然有研究表明地中海饮食可以预防心脑血管疾病,这可能与这些食物中的维生素E、维生素C及多酚类等抗氧化物质有关,但并没有充分的证据认为地中海饮食与降低乳腺癌复发转移风险相关。

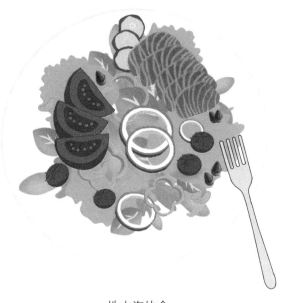

地中海饮食

(22) 吃什么可以预防乳腺癌复发转移?

乳腺癌的复发转移可能与患者是否遵医嘱规范治疗、疾病分期、组织学分型、分子分型、家族史、社会环境、生活方式等诸多因素有关。因此,单纯依靠食物预防复发转移是远远不够的,食物要多样化,可以参照居民膳食指南进行合理饮食,每周保证25种以上的食物种类,且要从多方面进行自我管理。

4-1　患者分享

如何应对自己的饮食嗜好比如麻辣烫、烤串、辣条

其乐融融

我是2014年5月被确诊患乳腺癌,那一年我34岁,正是吃货的年纪,在工作、家庭、孩子间奔忙得焦头烂额,每每疲惫不堪时,我就会用一顿美食让自己满血复活,如果一顿不行,那就再来一顿!

突如其来的疾病给我当头一棒,我的家族里没有乳腺癌史,我生病应该和遗传基因没有关系,那我为什么会生病?分析来分析去,感觉应该和自己的生活和饮食习惯还是有很大关系。长期高压的亚健康状态,再加上不健康的饮食习惯,身体透支到了一定程度,亮红灯就是再自然不过的事情了。

意识到健康问题的重要性,在饮食上就开始进行调整,但坚持真的是一切好习惯的拦路虎。刚开始我真的是决心很大,信心满满,从今以后和一切垃圾食品绝缘,甜品店再也不进了,烧烤火锅麻辣烫,提也不要和我再提,什么辣条、薯片、炸鸡、奶茶……统统靠边站!

信誓旦旦了没几天,逛个超市,突然发现我好像什么也买不了,突然不知哪个邻居家飘出辣椒炒肉的味道,那叫一个香啊,简直是勾魂啊!不行了,受不了了,真的憋不住了!正好朋友约着聚个餐,太好了,可是吃啥呢?川菜湘菜不行,太辣了;新疆菜、西北菜,都是牛羊肉,太躁热了,不行;本帮菜,浓油赤酱,

太油腻了，不行……唉，吃个饭也太难了。好容易选了个餐厅，点个菜，这个放了辣椒、这个油炸的、这个是烤制的、这个里面放咸菜了，似乎严格甄别下，每道菜都有着各自不健康的元素，本来一个开心的聚餐，感觉大家为了照顾我，都吃得别别扭扭的。

物极必反是我在困扰很久后思索出来的一个感悟，为什么坚持如此困难，是因为我从一个极端一下子走向另外一个极端，突然的戒断容易引发报复性反弹。这个其实和节食减肥很类似，节食的人控制几天吃素后，对肉食会极度想念，并通过暴饮暴食来宣告行动失败。

所以，不要太过于压制自己的欲望，想吃某种食物我们就吃。只要是正常的食物，即便是垃圾食品，它毕竟还是食品，只是不太健康罢了，抛开剂量谈一切都是耍流氓，再不健康的东西，不是大量地吃，长年累月地吃，不会对身体造成很大伤害。想明白这一点，我不再刻意压制自己的欲望，平时我尽量遵循健康饮食原则，做到荤素搭配、品种丰富，烹饪上不要太过油腻，想吃辣的，或者咸菜啥的，就放一点，调个味儿。心态真的是个很奇怪的东西，情绪上放松下来，对很多重口味的东西反倒没那么渴望了。现在我家里常年会备有零食，薯片、辣条、香辣豆干……就放在我触手可及的地方，但可能正因为只要想吃随时就可以吃到，也就没那么想吃了，经常是放到忘记的状态。

所以，我的亲身感受是，健康的饮食习惯和愉悦的精神状态是相辅相成的，过于重视饮食细节往往容易导致生活上的过多束缚，从而让精神容易处于紧张焦虑状态，而这种焦虑情绪可能比饮食上的问题对身体伤害更大。

以上是我康复路上关于饮食方面的一点浅见，供病友们参考。

> 坚持是一切好习惯的拦路虎，但坚持也是劫后余生对生活重构的态度。希望每位病友都能坚持健康的饮食习惯和愉悦的精神状态。

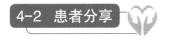

4-2　患者分享

康复期饮食的一点心得

红　云

先说件有意思的事。有次去复查配药，在门口候着无聊就顺手扫了墙上的一个二维码，里面是2019年的一篇关于康复的文章，有饮食，有运动等，看完后很惊喜，原来我一直在摸索践行的方法，其实医生老早就很详细地教过。从那以后，只要科室（复旦大学附属肿瘤医院乳腺外科）或沙龙（妍康沙龙）有直播或讲座我都参加观看，哪怕是重复的主题，每次听都能学到新的东西。

说回正题，我觉得我算是个听话的病人，除了医生护士一直强调不能吃的那几种食物坚决不碰外，其余的我都没有禁忌。

我知道身边总会碰到不同的声音，这个不能吃那个不能吃。我的想法是：听医生的。实在不放心，就去专业的营养科找医生求证。不听旁的声音，不让它给自己造成内耗。

即使对食物没禁忌了，但是每个人也还是有自己固有的饮食习惯。比如有的人无肉不欢，有的人喜欢食素（比如我），有的人嗜甜食。每种习惯都会有营养缺陷。所以康复期开始我首先做的是"走出饮食舒适区"。跟家人或朋友出去聚餐时交出"点菜权"，吃一吃别人喜欢的食物，这些都是平时自己不怎么会去碰的。居家吃饭时采用分餐形式。提倡使用公勺公筷，我觉得再进一步分餐吃也很好。这样每种菜肴在自己盘里都有一份，避免了只夹自己喜欢的菜，同时还能知道一餐吃了多少量。分餐后我连体重都降下来了。做饭也变得好做，量很好控制，不再有剩菜剩饭。

其次是改变饮食结构。人体所需七大营养素：蛋白质，脂肪，碳水化合物，水，矿物质，维生素，膳食纤维，一样都不可缺。所以每餐进食时尽量多样化。比如，早餐吃的白粥配小咸菜，大饼配油条。可以把它改成白粥减一半加杯牛奶，大饼卷油条减一半换成一个蛋，小咸菜也可再配一份白灼蔬菜。中饭原本准备吃白饭配红烧肉的，可以把白饭变成杂粮饭，或者白饭减一半加块红薯，把一整份的红烧肉减半换成几只虾，或者换成半条鱼。这样一来就把单一的饭菜变多样了。营养变丰富了但总量又没变，不会吃撑了。每天要吃到12种食物，每周要吃到25种食物。那我今天喝的八宝粥，可以算八种食物吗？不算，最多算两三种（米、豆类，可能还有红枣或者葡萄干），食物的种属离得越远越好。

食物多样：平均每天摄入12种以上的食物，每周25种以上

食物类别	平均每天（种）	每周至少（种）
谷类、薯类、杂豆类	3	5
蔬菜、水果类	4	10
畜禽鱼蛋类	3	5
奶、大豆、坚果类	2	5
合计	12	25

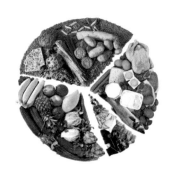

如何做到食物多样化：小份量选择、同类食物互换、粗细搭配、荤素搭配、色彩搭配。

再次就是坚持饮食原则：少糖！少盐！少油！对于有特别喜好的人来说调整起来有点难，可以慢慢来。改变进食的频率、进食的量。比如爱吃甜食的，原来每天都得吃，试试两天吃一次，原来一次要吃一大块，试试每次吃半块。时间久了慢慢就会形成新的饮食习惯。对曾经喜欢的重糖、重盐、重油食物就是真的不想了，偶尔吃一次还会觉得不舒服，感觉不如清淡的受用。不知道吃内分泌药的姐妹是否有跟我一样的困扰：容易血脂高和骨量低。开始测到血脂高且在观察了一段时间仍旧居高不下的时候，听从医生的意见服用了降血脂药。一段时间后血脂降下来了，一高兴自己把药停了。后来才懂得，这种药不可以随便停，会使心脏产生不良反应，于是我决定，不能全靠药物，用饮食调理吧。增加食物多样性、少糖少盐少油、多喝水、多食膳食纤维高的食物、减少饱和脂肪酸的摄入、食用健康的油脂如亚麻籽油橄榄油等获取不饱和脂肪酸、多运动等。我的血脂降下来了！我很自豪,我用饮食降了血脂这件事。

最后一点就是:要学习。平时多了解多学习一些食物的属性,找到最适合自己身体状况的组合搭配。比如有人说,某种食物蛋白质营养含量高,你多吃。它的蛋白质含量是高,可是它的脂肪含量也高啊,或者可能它的胆固醇含量也高啊,如果你的身体状况是不可摄入过多脂肪或者胆固醇的,那这种食物就不可多食。

最后再回到第一段,那篇康复文章里写的什么呢？其实是《中国居民膳食指南》。前不久出了它有了2022年的新版本,附上新的膳食指南,我的心得是皮毛,这里面说得更全面。相信我们大家都会健健康康的。

《中国居民膳食指南(2022)》平衡膳食准则

准则1　食物多样,合理搭配

- 坚持谷类为主的平衡膳食模式。
- 每天的膳食应包括谷薯类、蔬菜水果、畜禽鱼蛋奶和豆类食物。

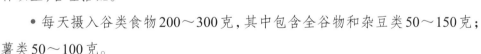

- 平均每天摄入12种以上食物,每周25种以上,合理搭配。
- 每天摄入谷类食物200～300克,其中包含全谷物和杂豆类50～150克;薯类50～100克。

准则2　吃动平衡,健康体重

- 各年龄段人群都应天天进行身体活动,保持健康体重。
- 食不过量,保持能量平衡。
- 坚持日常身体活动,每周至少进行5天中等强度身体活动,累计150分钟以上:主动身体活动最好每天6 000步。

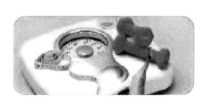

- 鼓励适当进行高强度有氧运动,加强抗

阻运动,每周2～3天。

• 减少久坐时间,每小时起来动一动。

准则3　多吃蔬菜、奶类、全谷、大豆

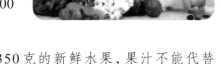

• 蔬菜水果、全谷物和奶制品是平衡膳食的重要组成部分。

• 餐餐有蔬菜,保证每天摄入不少于300克的新鲜蔬菜,深色蔬菜应占1/2。

• 天天吃水果,保证每天摄入200～350克的新鲜水果,果汁不能代替鲜果。

• 吃各种各样的奶制品,摄入量相当于每天300毫升以上液态奶。

• 经常吃全谷物、大豆制品,适量吃坚果。

准则4　适量吃鱼、禽、蛋、瘦肉

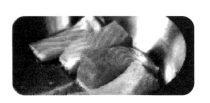

• 鱼、禽、蛋类和瘦肉摄入要适量,平均每天120～200克。

• 每周最好吃鱼2次或300～500克,蛋类300～350克,畜禽肉300～500克。

• 少吃深加工肉制品。

• 鸡蛋营养丰富,吃鸡蛋不弃蛋黄。

• 优先选择鱼,少吃肥肉、烟熏和腌制肉制品。

准则5　少盐少油,控糖限酒

• 培养清淡饮食习惯,少吃高盐和油炸食品。成年人每天摄入食盐不超过5克,烹调油应为25～30克。

• 控制添加糖的摄入量,每天不超过50克,最好控制在25克以下。

• 反式脂肪酸每天摄入量不超过2克。

• 不喝或少喝含糖饮料。

• 儿童青少年、孕妇、乳母以及慢性病患者不应饮酒。成年人如饮酒,一天饮用的酒精量不超过15克。

准则6　规律进餐,足量饮水

• 合理安排一日三餐,定时定量,不漏餐,每天吃早餐。

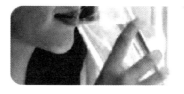

• 规律进餐、饮食适度,不暴饮暴食、不偏食挑食、不过度节食。

• 足量饮水,少量多次。在温和气候条件下,低身体活动水平成年男性每天喝水1 700毫升,成年女性每天喝水1 500毫升。

• 推荐喝白水或茶水,少喝或不喝含糖饮料,不用饮料代替白水。

准则7　会烹会选,会看标签

• 在生命的各个阶段都应做好健康膳食规划。

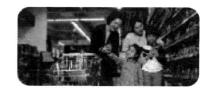

• 认识食物,选择新鲜的、营养素密度高的食物。

• 学会阅读食品标签,合理选择预包装食品。

• 学习烹饪、传承传统饮食,享受食物天然美味。

• 在外就餐,不忘适量与平衡

准则8　公筷分餐,杜绝浪费

• 选择新鲜卫生的食物,不食用野生动物。

• 食物制备生熟分开,熟食二次加热要热透。

• 讲究卫生,从分餐公筷做起。

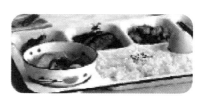

• 珍惜食物,按需备餐,提倡分餐不浪费。

• 做可持续食物系统发展的践行者。

疾病带来的是对生活的重新审视,慢慢回归正常,不被纷繁的杂音困扰,勇敢地在科学中找寻适合自己的生活方式,愿每个人都能感受生活中属于自己的小美好!

第五章

重新绽放美丽

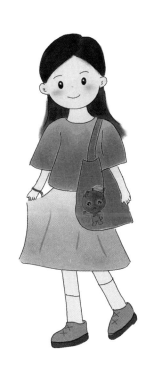

1 乳腺癌术后可以染头发吗？

爱美之心人皆有之，染发是容貌修饰的重要手段。我们知道，染发剂普遍含有对苯二胺这种致癌物质，因此很多患者会避之不及。其实离开剂量谈效果都是耍流氓，我们并不支持染发，因为毕竟会增加接触致癌物质的可能性；但也不会完全拒绝染发，毕竟没有一个人会没事就染发，让自己被浸泡在染发剂中。诚然，接触多少对苯二胺会增加乳腺癌复发转移风险，目前并无确凿证据，我们应持谨慎态度——能不染就不染！

2 乳腺癌术后可以面部护肤或者医美吗？

爱美是女人的天性，但乳腺癌的治疗也许在某种程度上对女性患者的形象造成了一定困扰，这时更需要采取一些可以提升女性自信心的措施。有研究表明，化妆美容可以提高肿瘤患者的自信心及乐观程度，且具有降低其焦虑、抑郁水平的作用。因此，女性患者在不影响自身皮肤状况的情况下，可以进行面部护肤或者医美。但如果有皮肤损伤、过敏等问题，应避免化妆或医美，或者在医师指导下正确使用护肤品。

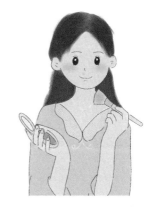

乳腺癌患者可以进行护肤化妆，这有益于身心健康

3 乳腺癌术后可以用化妆品吗？

很多女性对得了乳腺癌能否使用化妆品存在疑问，主要是担心化妆品中可能含有雌激素而不利于乳腺健康。有研究表明，有些化学成分是禁止放于化

妆品中的,因其可能具有致癌性。只要选择不含这类物质的化妆品,女性患者是完全可以化妆的。

④ 乳腺癌术后如何选择护肤品或化妆品?

有研究表明,有些化学物质,如环氧乙烷、对羟基苯甲酸酯、邻苯二甲酸酯、双酚A、铝盐等可能会导致人患乳腺癌,但这一说法因为缺乏大样本的研究仍存在争议,但我们在选用过程中建议避免接触。此外,单纯将某些化妆品判定为会引起乳腺癌存在一定偏见,因为外用的护肤品通过皮肤吸收入血液的比例很低,肿瘤的发生发展我们更多应该考虑环境和个人因素的相互作用。当然,不建议将大量的美容产品涂于乳房及腋下部位。

⑤ 乳房重建手术安全有效吗?

是的,安全且有效!当然也存在一定概率的手术并发症风险。乳房重建分为假体重建和自体重建。对于选择乳房重建的患者来说,无论是假体重建、自体重建或是联合重建,乳房重建手术都不会增加肿瘤复发转移的风险。乳房重建对于肿瘤治疗是安全的,同时也会给患者带来更好的生活质量。

⑥ 做了乳房重建会不会影响后续的治疗?

乳房重建不会增加后续复发转移的风险,也不会影响后续的综合治疗,换句话说,不会因为重建而减少或者增加辅助治疗的内容和项目。当然,对于部分假体重建的患者来说,如果出现术后引流液增多或延迟愈合,必要时会推迟术后辅助治疗2~3周,但总体来讲乳房重建对于肿瘤的治疗是没有负面影响的。

7 乳腺癌术后做了假体重建,假体能放多久呢?

假体重建的乳腺癌患者常常会担心假体的使用年限,目前我们使用的都是硅胶假体,在没有特大外力损伤的情况下,完全能够承担生活及工作中所会遇到的正常触碰和轻度撞击。说明书上一般会有建议使用年限,但因人而宜。当然部分患者为了更好的外形也可以选择置换其他型号的假体。

8 做了假体重建,还能正常生活吗?

假体重建术后,植入假体的早期会有轻微的不适感,随着时间的延长,患者会逐渐习惯假体成为身体的一部分。正常的生活及运动都是可以进行的,当然在重建早期3～6个月,还是建议减少活动,以保证假体的位置不会上移,术后半年基本可以恢复到正常的工作及生活方式。

9 应用假体重建,假体会破裂吗?

现在的硅胶假体都具有双层膜的保护,假体可以承担正常的撞击,不会影响正常的工作及生活。只有在遇到重大事故及撞击,或者尖锐物体的戳刺下才会发生破裂,但这种破裂的概率是很低的。尽管如此,我们还是要用心呵护"她们"哟!

10 为什么做了假体重建后我的乳房不像以前那么柔软?

假体的材质是硅胶假体,它的柔软度和正常的乳房还是有差距的。与正常的隆胸患者不同,假体重建用的硅胶假体是放在薄薄的皮肤及肌肉下方的,因为覆盖组织比较薄,所以手感并不如自体组织柔软,这种情况下可以通过远期的脂肪移植手术得到一定的改善。

11 为什么假体重建术后需要佩戴压力胸衣?

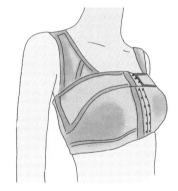

乳房切除以后会形成一个较大的残腔,这个残腔将由假体来进行充填,术后早期假体容易发生上移及旋转,这时候,需要进行绷带或者胸衣加压才能让假体在常规的位置留存。

重建术后往往需要佩戴压力胸衣维持外形

12 假体重建术后多久开始佩戴塑形胸衣?

假体重建可分为即刻重建和延期重建,即刻重建就是在切除乳房的同时,便植入假体,这时会留置1~2根伤口引流管,那么在伤口引流管拔除后,便可以开始佩戴塑型胸衣。而对于延期重建,有时也会留置1根引流管,但由于伤口相对较小,在术后即刻便可佩戴压力胸衣,但目前国际上对这一方面并无统一的标准,可参照主诊医生的建议。

我们所指的塑身胸衣通常是无钢圈的前扣式胸衣,内衣具有一定弹力,不太过宽松即可,患者可根据自身的尺码进行选择。

13 听说可以用自体组织做重建,这样安全吗?

所谓的自体组织重建,就是用自己身上的组织,比如背部的肌肉皮瓣、腹部的肌肉皮瓣等组织来进行乳房重建。自体组织做重建的优点在于有更好的垂坠性,手感更好,会随着患者的体型而改变,对称性也更好。手术不会影响后续的治疗,也不会增加复发转移的风险。

14 背部和腹部皮瓣，哪个做重建更好呢？

自体乳房重建包括利用背部及腹部的组织，进行乳房重建。背部的组织量较少，适合重建中至小型的乳房；腹部组织容量较大，适合中到大型的乳房或乳房下垂的患者。具体的重建方式还需要你的医生进行全面的评估后与你商议决定。

15 做了背阔肌重建，我还能正常运动吗？

背阔肌进行乳房重建以后，背部会有一个横向疤痕，大多数情况下可以用胸罩遮盖，同时对于日常生活没有影响。至于一些力量型或者伸展型的运动，我们建议在术后半年到一年以后在医师和康复师指导下采用渐进性恢复训练。

16 乳腺癌腹部皮瓣乳房重建术后，我还能生孩子吗？

腹部皮瓣重建的患者还是可以生育孩子的，但是我们通常建议在手术后最少2～3年以后再考虑生育，因为腹部存在疤痕和较大张力，短期内生育对于腹部皮肤以及肌肉的愈合都是有影响的，因此短期内有生育需求的女性我们不推荐进行腹部皮瓣的重建。

17 乳房重建是切除乳房的同时进行好，还是过几年进行比较好？

乳房重建分为一期重建及二期重建。一期重建就是在切除乳房的同时进行重建，而二期重建就是仅仅切除乳房，过几年再做重建。通常来讲，一期重建是显著优于二期重建的，无论是恢复或是医保报销的幅度，一期重建能一次解决乳腺癌及重建问题，外形更好、损伤更小、报销的手术费用比例也更高。但是仍有一部分患者在确诊乳腺癌的时候，因为恐惧或其他因素，放弃了即刻重建的机会,这部分患者也可以考虑在二期进行重建。二期重建往往需要考虑到综合治疗的完成情况、复发风险时期和治疗的毒副作用等因素,总体来说手术都是科学可行的,但需要注意时机的把握。

18 什么是义乳?

义乳是乳腺癌术后用于康复的产品,通常为硅胶材质。目前有很多种类的义乳,有贴身型及插袋式等的多种款式。通过佩戴义乳可以弥补乳房缺失给女

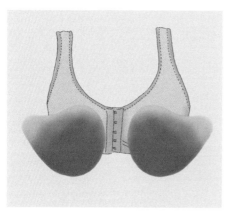

佩戴义乳可以带来很多益处

性带来的形象困扰,增强自信心,保持形体美观,同时可起到保护肋骨及平衡脊柱的作用。

义乳作为乳腺癌术后弥补乳房缺失的重要康复产品,正在不断更新进步,新型技术也融入其中。常见的义乳材料包括硅胶和轻质棉型,这两种材质都是较为安全的,不易过敏,且都是外用的,乳腺癌患者可以放心使用。

19 全乳切除术后多久可以佩戴义乳?

女性患者在全乳切除术伤口恢复后,便可以开始佩戴义乳,但需注意在胸壁皮肤无红肿、感染、破溃的前提下,才可佩戴。尽早佩戴,可以使患者尽早体会到义乳的好处,如保持脊柱平衡、保护胸壁、弥补乳房缺失带来的形象损害、提升自信心等,帮助患者更好地接受自我,进而更快地做好心理调适,回归社会。

鉴于佩戴义乳对患者的身心康复有诸多益处,因此建议在术后伤口恢复后便可以佩戴义乳。伤口恢复是指伤疤愈合,无发红、肿胀、疼痛及皮下积液、皮瓣坏死的症状。此外,佩戴义乳的时机,也要根据义乳的类型而定。例如佩

戴贴身型义乳对患者的皮肤要求更高,如果患者术后需要放疗,建议在放疗结束后,待皮肤无发红、脱屑、破溃后,才可佩戴。而如果佩戴插袋式义乳,则在伤口恢复,拆除绷带后便可佩戴。如果放疗导致皮肤破溃,应尽量避免插袋式义乳对皮肤的挤压,以免影响皮肤愈合。

20 全乳切除术后,我该如何选择合适的义乳?

随着科学技术的不断发展,义乳的材质也在不断更新。目前有温控型义乳,是可以根据人体温度自行调节热量分配,让义乳温度更接近人体,透气性更好。此外,即便是插袋式硅胶义乳,在寒冷的冬季或者炎热的夏季也不会出现明显的形态改变。但夏季时插袋型义乳可能存在一定弊端,如患者穿低领衣服,在弯腰等特殊体位时插袋式义乳可能会与皮肤分离,影响形象满意度;而贴身型义乳也可能增加清洗频次。总之,各有利弊,患者可尝试佩戴不同类型的义乳,从多方面体会义乳带来的益处。

不同类型的义乳有各自的优缺点。传统的插袋型义乳和贴身型义乳均不会导致患者的局部皮肤出现湿疹、发红及压力性损伤。因此,患者可以尝试穿戴这两种类型的义乳。一旦皮肤出现异常感觉,及时停止穿戴,并尝试不同类型的义乳。

21 义乳使用寿命有多久? 需要定期清洗吗?

大多数义乳的材质为硅胶,因此可以定期清洗。清洗时一般水温不宜过高,洗涤剂选择中性洗涤用品,不可使用酸碱度过高的洗涤剂。晾晒时不可暴晒或烘干,应自然晾干。但对于贴身型义乳,可能不同的产品会配备不同的清洗液及清洗工具,具体清洗方法可以参照产品说明书。

硅胶义乳的使用寿命一般为3～5年,轻质义乳的使用寿命更长些,为5～10年。但义乳的使用寿命也与使用者对其的保养与维护有关。如避免义乳受到尖锐物质撞击、用合适的清洗剂、避免阳光暴晒等,这些无疑会保护义乳,延长使用寿命。

㉒ 佩戴义乳是否会影响日常活动?

佩戴义乳能改善患者的形象满意度,提升患者的生活质量。因此,在日常活动中鼓励患者佩戴义乳。佩戴义乳不会影响患者的日常活动,无论是佩戴插袋型还是贴身型义乳,患者均可自由活动。但由于插袋型义乳在患者弯腰时无法与胸壁贴合,当穿着低领衣服时会更加明显,这可能是影响日常活动的一个方面。

㉓ 佩戴义乳会引起乳腺癌复发吗?

佩戴义乳有利于患者的身心健康,这在诸多研究中均得以反映。而身心愉悦有助于促进患者康复。因此,佩戴义乳不会引起乳腺癌复发,反而对疾病有积极作用。

㉔ 睡觉或运动时是否可以佩戴义乳?

义乳可以帮助女性患者维持女性形象,因此部分患者为了形体美,在睡觉时也佩戴义乳。这并无害处,睡觉时是可以佩戴义乳的。

运动对于乳腺癌患者康复是必不可少的健康生活方式之一,但如果患者选择外出运动,势必会通过佩戴义乳来弥补乳房缺失造成的形象缺损,因此患者在运动时是可以佩戴义乳的。

㉕ 佩戴义乳会不会对淋巴水肿有影响?

乳腺癌术后淋巴水肿的发生发展与诸多因素有关,如腋窝淋巴结清扫个数、术后是否需要放化疗、患者的年龄、体重指数等因素。佩戴义乳是为了改善患者的形象及维持脊柱平衡，保护胸壁皮肤，对患者的淋巴水肿并无影响。也有研究提出，戴贴身型义乳预防了淋巴水肿发生，但这一说法仍需要更多数据支持。

26 乳腺癌术后如何挑选合适的文胸？

乳腺癌术后患者仍可选择适合自己的漂亮文胸，但如果是做了乳房重建手术，建议优先佩戴无钢圈的压力胸衣。如果未行重建手术，则可以选择有钢圈的文胸，但建议文胸还是不要过紧，否则也不利于胸壁局部的淋巴循环。

27 佩戴压力胸衣以后不舒服，可以不戴吗？

如果患者未行乳腺癌重建手术，且对佩戴胸衣较为敏感，出现不舒适的感觉，那可以不戴。但佩戴胸衣对乳腺癌患者是有多方面好处的，首先佩戴胸衣会使患者的胸部看起来更为丰满，穿衣时美观，不影响形象。其次，佩戴胸衣有利于遮盖义乳。最后，佩戴患者喜爱的胸衣有利于提高患者的心理满意度，进而提高生活质量，因此建议佩戴。

28 为什么假体重建术后需要佩戴压力胸衣？

乳腺假体重建即植入物重建，是当患者乳房切除后，在乳房部位植入假体。但植入的假体由于尚未形成包膜，位置容易变动，尤其在患者活动后。这时为起到固定位置及塑造重建乳房外形的作用，便需佩戴压力胸衣。

29 背阔肌重建术后佩戴压力胸衣总感觉后背处不舒服怎么办？

乳腺癌术后佩戴压力胸衣可以帮助重建的乳房塑形。背阔肌是自体重建中常见的一种方式,但由于背部带蒂神经血管的转移,会导致部分患者在术后出现感觉异常。佩戴压力胸衣时,由于解剖结构的一些改变,会导致部分神经肌肉组织被压迫,因此会产生不舒服的感觉。建议患者可以多做一些有助于调节神经的康复锻炼,如打太极拳、练八段锦等。另外,在选择胸衣时,要选择材质柔软的纯棉压力胸衣,不舒服时及时调整胸衣的位置。

30 佩戴压力胸衣对上肢淋巴水肿有影响吗?

乳腺癌患者在接受乳房重建术后需要佩戴压力胸衣,以起到对重建乳房的塑形作用。合适的压力胸衣,并不会压迫患者的患侧手臂或腋下位置,也不会因压力过大引起胸壁的不舒适。因此,佩戴压力胸衣对上肢淋巴水肿并无不利影响。关于它们的相关性,未来需要更进一步的研究。

31 得了乳腺癌夫妻还能进行性生活吗?

答案是肯定的,性生活是保持身心健康的重要组成部分,对于乳腺癌患者来说,正常的性健康也是整体生活质量中不可或缺的一部分。当然乳腺癌的诊断和治疗会对性生活造成一定的影响,患者也会对恢复健康的性生活缺乏一定的信心,这个需要一定的时间进行身体和心态的调整,同时也可以进行一些有针对性的训练,帮助自己和伴侣找回自信。当然每个人对性生活的要求和态度是不一样的,希望每位患者都能够找到可以使你和你的伴侣感觉到快乐的性生活。

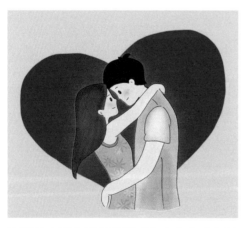
和谐的夫妻生活是乳腺癌患者身心康复的重要支撑

32 性生活会导致乳腺癌复发吗？

没有科学证据证明一个人的性生活与发生乳腺癌的风险有关，治疗后恢复性生活也不会增加乳腺癌复发的机会。和谐的性生活反而对愉悦身心有积极影响，能提高生活质量。

33 乳腺癌会通过性传播吗？

乳腺癌不会在人与人之间传播，它不会通过口腔、阴道、直肠等部位的体液交换传播。一个人的癌细胞在另一个人体内不能存活也不会生长，人体的免疫系统会甄别和清除其他人的癌细胞。所以即使是接吻、性交等一些亲密的行为也不会导致乳腺癌传播。

34 正在接受新辅助治疗，性生活会使病期恶化吗？

适合双方的性生活会让人感受到愉悦，这对身体是有益的，所以它并不会使病期恶化。性和所有的情爱与关怀都是有帮助性的，治疗期间伴侣表现的体贴关心，会对你的情绪有非常积极的作用。在新辅助治疗期间，因为治疗本身会产生一些副反应，例如免疫力下降、恶心呕吐等消化道的反应、脱发等形体改变，大多数患者还会携带PICC（经外周插管的中心静脉导管）或者PORT（植入式静脉输液管）静脉通路。所以在进行性生活的时候要斟酌自身的体力情况，注意避免感染，保护好自己的血管通路。建议可以在性生活之前多饮水，在性生活之后的数分钟内排尿以降低泌尿生殖系统感染的可能。

35 正在接受乳腺癌治疗，是否应该停止性生活？

乳腺癌治疗期间伴侣表现的体贴关心，会对情绪有非常积极的作用。治疗期间进行性生活要因人而异、因治疗而异,例如手术后不适当的性生活可能会导致伤口出血或是伤口感染,放化疗期间由于免疫功能低下,比较容易引起感染,内分泌治疗期间可能会出现一些更年期症状。总体来讲,只要你的身体允许,就可以进行适当的性生活。

36 乳腺癌患者性生活时有什么注意事项?

一些特殊情况下性生活可能会带来损伤:手术后短期内伤口未愈合,容易出血和感染;化疗和放疗期间,由于免疫系统功能受到抑制,容易引起感染。建议性生活之前可以适当多喝水,在性交后几分钟排尿以便清除引发泌尿生殖系统感染的细菌。乳腺癌治疗期间必要时进行物理避孕。同时与伴侣进行良好的沟通,尝试着说出有关性的感受,与伴侣分享性的快乐。

37 患了乳腺癌之后是否有比较推荐的做爱姿势?

每位患者的手术方式可能不一样,对于乳房缺失的患者,乳房切除后,许多女性可能不愿意伴侣压在自己的身上,可以尝试主动与伴侣沟通,告知自己喜欢的姿势。如果胸部伤口有些疼痛,可以选择一个对疼痛部位压迫最小的体位。对于保留乳房或乳房重建的患者,可能原有乳头、乳晕的感觉不再,周围皮肤的感觉也会减弱。但是只要双方能接受,哪种方式或者姿势都是可以的。多数人表明通过温柔关怀的交流,尝试不同的做爱姿势,伴侣间可以找到最适合自己的方式。

38 乳房切除后觉得很难堪,但是仍然想做爱,有什么建议吗?

可以尝试在半暗半明的光线下做爱。在切除乳房后,也有些女性觉得戴着胸罩做爱让她们觉得比较性感。可以在胸罩内放置义乳,或者选择自粘型的义乳；也可以考虑穿着让伴侣兴奋又能遮掩疤痕的性感内衣。虽然由于乳房缺失而失去了在性活动中感知这一区域的愉悦，但是可以鼓励对方爱抚身体的其他部位，如亲吻颈部、触摸大腿内侧和生殖器区域等，可以尝试发现新的性敏感区。伴侣双方可以坦诚地讨论身体的变化，这样双方的心里都会轻松许多。

㊴ 性生活期间阴道干涩怎么办？

由于乳腺癌治疗常常会降低兴奋时阴道的润滑程度，你可以选择润滑剂使性交更舒服，在阴道内直接使用一些乳液和啫喱都能帮助缓解症状，注意要选择不加香料和颜料的润滑剂。有一点要记住：任何不能进入眼睛的物质都不能接触阴道。另外，加强盆底肌练习也很重要，这可以使肌肉紧张，增加阴道血流量，从而达到更强的高潮。

㊵ 我的性欲不强，但我的爱人想要性生活，我该怎么办？

许多女性在乳腺癌治疗期间失去了对性的兴趣。原因显而易见，当时你的首要之急是生存，所以性在一段时期内被忽略，这是很正常的。痛苦、焦虑、沮丧、关系、经济、事业等问题，都可能对性有打击作用。同时乳腺癌的综合治疗也可能造成一些不良反应，例如疲劳、消化道症状、形体改变等，这也会使你在一定程度上失去性欲。

每个人对乳腺癌治疗的不良反应可能不同。你的性经验以及彼此的态度等，都会影响到目前的情况。但是无论治疗的不良反应有多严重，你和伴侣之间都应能真诚的沟通，即使目前的性活动可能与以前不同，但是你仍然可以寻找其他的方式，得到性的满足。如果想在乳腺癌治疗过程中及治疗后仍想保持性健康，你和你的伴侣需要注意以下几点。

（1）了解乳腺癌及其治疗对性生活可能产生影响的全部信息，解除顾虑。

（2）无论将采用何种治疗手段，经爱抚获得愉悦的能力不会改变。

（3）试着享受其他感觉性愉悦的方式，伴侣间应该互相帮助，通过触摸和爱抚来达到性高潮。

（4）与伴侣进行关于性问题的交流。沉默是性健康最大的敌人，如果永远不敢开口，那么将永远无法互相了解。

41 乳腺癌术后治疗期间是否需要避孕？

接受化疗、内分泌和靶向治疗的绝经前患者，建议主动避孕。避孕方式建议采用工具避孕（如安全套）或宫内节育器，慎用激素类避孕药。

使用卵巢功能抑制剂过程中，有极少一部分患者还是有激素逃逸的情况发生，即激素水平未达完全绝经状态、例假来潮甚至怀孕，因此谨慎起见还是建议采取工具避孕。

42 乳腺癌术后还可以生孩子吗？什么时候生育更安全？

尽管目前还没有确切的依据证实乳腺癌术后生育会使乳腺癌患者获益，但是至少妊娠不会对预后造成恶劣的影响，所以乳腺癌治疗后再生育是可以期待的。乳腺癌患者完成治疗后，可以选择合适时机尝试妊娠。《中国抗癌协会乳腺癌诊治指南与规范（2021年版）》推荐，乳腺癌患者经治疗后，具备以下情况者可以考虑妊娠：① 乳腺原位癌患者手术和放疗结束后；② 淋巴结呈阴性的乳腺浸润性癌患者手术后2年；③ 淋巴结阳性的乳腺浸润性癌患者手术后5年；④ 需要辅助内分泌治疗的患者，在受孕前3个月停止内分泌治疗（如戈舍瑞林、亮丙瑞林、他莫昔芬等），直至生育后哺乳结束，再继续内分泌治疗。

总体来说，目前为止乳腺癌治疗后妊娠的最佳时间尚无定论。有关生育的时间还是很个体化的，需要综合考虑患者的治疗完成时间、年龄、卵巢功能恢复情况、复发风险、当时的健康状况、心理状态、配偶支持、家庭支持和社会因素等。所以需要与你的医生进行充分的沟通,结合每个个体的具体情况做出合适的选择。

43 携带BRCA基因突变还能生育吗?

《中国乳腺癌患者BRCA1/2基因检测与临床应用专家共识(2018年版)》中指出,对于育龄患者,建议做产前诊断或辅助生殖(包括植入前遗传诊断),讨论已知的风险、局限性以及这些技术的优势。同时也建议突变携带者配偶做相同基因的潜在携带者测试(基因检测),用以辅助生育决定和(或)风险评估及管理。换句话说,能生,但要健康地生,夫妻双方都要寻求医生的评估与咨询。

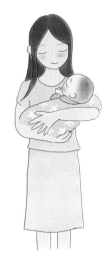

乳腺癌患者也能成功生育健康宝宝

44 携带BRCA基因突变是否会传给孩子?

BRCA基因突变为常染色体显性遗传,会使得后代有非常大的概率携带突变的基因,父母一方携带基因突变,则子女的概率至少为25%;而如果为父母双方都携带基因突变的话,那子女遗传到基因突变的风险至少为50%。因此,携带BRCA基因突变的患者生育前,尽量要进行遗传咨询来优生优育,规避致病基因的不断传递。同时,建议具有遗传性乳腺癌的家系,待子女成年后的合适时机进行基因检测和遗传咨询,来制定防治措施。

45 有生育需求的乳腺癌患者为什么要进行生育功能保留?

原因很简单,因为乳腺癌综合治疗会影响患者的卵巢功能和内分泌环境。

化疗药物会损伤原始卵泡、卵子及滋养卵巢的血管，引起暂时性闭经甚至提早绝经，可能导致卵巢功能或生育能力的丧失。放疗主要针对患侧乳腺局部或者腋窝，散射到盆腔的剂量远低于诱导卵巢功能早衰的剂量，但仍不建议在放疗期间妊娠或通过辅助生殖技术获取卵子。越来越多的靶向药物导致的生殖毒性尚需要进一步的研究证实。而内分泌治疗会直接导致排卵和子宫内膜功能受损（仅发生在治疗期间），其中他莫昔芬具有胎儿毒性，可导致胎儿畸形、生殖道发育及功能异常。同时由于内分泌治疗的时间较长，一般5～10年，而卵巢功能随着年龄增长而降低，这会延误患者的最佳生育年龄，降低生育能力。

因此，有生育需求的乳腺癌患者生育力的保留，势在必行！

46 什么时候进行生育功能保留最合适？

乳腺癌治疗可对患者生育力造成损害，因此建议患者在确诊乳腺癌时就主动告知医生你的生育需求，也建议临床医生在开始全身性治疗前，告知乳腺癌治疗导致生育力受损的可能，并告知可用于生育力保留方式、干预时机、成功率、可能并发症、成本和伦理问题等，最终根据患者意愿，对其采取个体化的生育力保存策略。需要化疗的患者，可以在化疗前采取保留生育能力的策略。需要内分泌治疗的患者也建议在接受内分泌治疗前就采取生育力保留干预措施。总之，生育功能保留，必须未雨绸缪！

47 生育功能保留的方法有哪些？

目前乳腺癌治疗时，临床常用的保存患者生育力策略，包括胚胎冻存、卵母细胞冻存、IVM（未成熟卵母细胞体外成熟培养）技术、卵巢组织冻存及化疗期间联用GnRHa（促性腺激素释放激素类似物）等。

胚胎冻存是目前临床使用最广泛、技术最完善的生育力保留策略，在我国适用于青春期后的已婚女性。胚胎冷冻是指在通过超刺激排卵获得成熟卵母细胞进行体外受精后将胚胎冷冻保存，在需要时进行解冻，并通过胚胎移植完成生育。胚胎冷冻保存是保护生育能力的标准方法，冷冻后复苏率可达到95%～98%，但胚胎冷冻需要刺激卵巢来提高机体的雌激素水平。

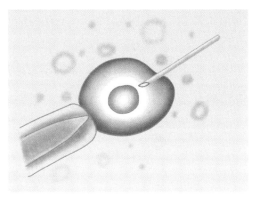

乳腺癌患者也可以通过生育功能保留的方法实现健康生育

卵母细胞冻存在我国适用于青春期后的未婚女性，即通过冷冻未受精卵母细胞，保存其生育能力。随着玻璃化冷冻技术的完善，卵母细胞冷冻后复苏成功率得到提高。卵母细胞冷冻保存也需要超刺激排卵来获得卵母细胞。卵子体外成熟技术可以缩短卵巢刺激用药时间，避免促排卵导致的高雌激素状态，此外还可以与卵巢组织冷冻相结合，作为保留乳腺癌患者生育力的策略。

卵巢组织冷冻是应用腹腔镜技术获取部分卵巢皮质或者整个卵巢后将其冷冻保存，需要时解冻，后经手术进行原位或异位移植。卵巢组织冷冻不需要进行超刺激排卵，对乳腺癌治疗的延迟时间最短，也是青春期前儿童唯一可用的生育力保存方式。

此外，使用GnRHa，可通过竞争性结合促性腺激素释放激素受体，抑制垂体释放促卵泡激素和黄体生成素。研究结果表明，乳腺癌患者化疗期间联用GnRHa治疗，可以增加其化疗后的月经恢复率，降低卵巢功能早衰风险，但其生育功能保留的价值还有待更多数据支持。

此外需要补充的是，刺激卵巢的方法很多，可以与女性的自然月经周期同步使用，也可以与GnRH一起使用，以最大限度地缩短排卵周期并尽可能缩短延迟治疗的时间且不增加乳腺癌复发转移风险。具体方案可能在不同生殖医学中心略有差异。

48 生育功能保留过程中的取卵是怎么做的?

生育功能保留的过程大概分为4个阶段:体检、促排、取卵和冷冻卵子或者胚胎。

体检的目的主要是看女性卵巢功能状态(查抗穆勒氏管激素)及身体机能状态(血常规、肝肾功能、心电图是为外科操作准备);促排过程是卵巢功能良好后,医生会给你运用促排卵药物来刺激多个卵泡发育,待卵泡接近成熟时注射促排卵针;注射后34~36小时内取卵,过程为10~20分钟;最后把取出来的卵子经高浓度的冷冻保护剂短暂处理后,直接放入-196℃液氮中保存,如果是胚胎冷冻的话还需要体外受精后再进行冷冻。

49 内分泌治疗过程中想要生育,我该怎么做?

内分泌治疗的时间较长,会减少患者的妊娠机会。建议在接受内分泌治疗前就采取生育力保留干预措施。内分泌治疗降低复发转移风险,因此中断治疗的风险还是需要谨慎评估。同时,内分泌治疗往往具有胎儿毒性,可导致胎儿畸形、生殖道发育及功能异常,服用他莫昔芬过程中意外怀孕的患者,医生要告知胎儿畸形的风险,考虑终止妊娠的问题。所以在内分泌治疗期间想要生育,一定要记得与乳腺科医生、妇产科医生进行良好的沟通,获得充分的信息,从而做出安全高效的决定。

50 乳腺癌术后生育会引起乳腺癌的复发转移吗?

尽管目前还没有确切的依据证实乳腺癌术后生育会使乳腺癌患者获益,但是妊娠至少不会对预后造成恶劣的影响,所以乳腺癌治疗后再生育是可以期待的。乳腺癌患者完成治疗后,可以选择合适时机尝试妊娠,并且妊娠并不增加乳腺癌患者复发率和死亡率。

51 如果我有淋巴水肿的话,是否能够安全妊娠生育?

患者是否能够安全妊娠,取决于多方面因素,与是否患有淋巴水肿并无直接关系。但假如患者已经发生淋巴水肿,就要做好淋巴水肿的自我管理,防止发生淋巴管炎,注意自身免疫力及注意预防患侧上肢皮肤破损与感染。一旦发生淋巴管炎,则多需要使用静脉抗生素联合口服抗生素,用药可能对妊娠造成一定程度不良影响。与此同时,妊娠所导致的激素变化和水钠潴留可能加重水肿的发生,也建议及时与淋巴水肿鉴别。

5-1　患者分享

记录乳腺癌后的求子之路
——小天使点亮了我的人生
佳　佳

一切从2016年说起,职场失意,自己心气也高,大龄已婚未育女性在职场有时会受歧视,最后和老公商量,干脆安心在家备孕,此时32岁。

翻年到了2017年,刚过33岁生日,半年自然备孕也毫无消息,却中了另外的"大奖"——乳腺癌。还记得检查前3个月自己就摸到一个结节,自以为年轻,应该是良性的纤维瘤。直到2017年,为了备孕去查优生优育,顺便看看这个结节。冥冥之中似有天意,老公问我查了些什么,我说医生给我开了钼靶,作为遗传学博士,他来了一句:"这是乳腺癌筛查的标准流程之一。"结果彩超室里医生认认真真看了好久,还让带教的医学生摸摸手感硬度,最后那位B超医生冷冰冰的报出4c,更直接说乳腺癌疑似。出了B超室,我抱着老公,眼泪"哗哗"流。一个电话,当晚父母就来了上海,陪着我开始治疗之路。紧接着手术、化疗、靶向、内分泌、呕吐、掉头发、升白针的酸爽,一路多辛苦,就不用说了,经历过的都是勇士。在此期间有上肿(上海肿瘤医院)的志愿者、病友姐姐们的陪伴,有相熟的病友互相打气,还有复旦大学附属肿瘤医院邵主任那句"你还要活几十年呢"一直鼓励着我,让我一路感觉有希望、不孤单。

治疗后,生育和重建成了我心里的两个执念。我是三阳分型,ER、PR都是强阳。对生育这个问题,从一开始确诊,就咨询了很多专业的医生,总之抓到机会就会问生育,回复也不尽相同。有人说生什么生,有人说你的病理随时可以生,最终我选择2年后停针,月经恢复后停药,停药半年备孕。这里一定要提醒有相同经历和生育要求的病友姐妹,及时冻卵,结婚了的冻胚胎。放、化疗对卵巢的伤害还是很大的。

有多大?结束化疗2年后,35岁的我停针8个月后还没来月经,本来只是想查一下激素六项,结果误打误撞挂了个生殖科的号,医生顺手就开了个AMH(抗穆勒氏管激素,用于评估卵巢储值,俗话就是仓库里还有几颗种子),而我的AMH低到0.06……拿着报告回到家,冲着老公就哭了,化疗再痛苦都没哭成这样。这个数值常规低于1,自然怀孕概率低,生殖科医生会建议直接试管;低于0.1几乎没有医院做试管会收,因为几乎不可能成功。此时我以为我这辈子没有机会要宝宝了。然而,毕竟B超显示还是有1~2个卵泡,在咨询之后,A医生让我自然备孕半年,B医生说有卵泡就可以做试管,我的主诊医师也说乳腺癌术后自然怀更好。综合考虑后,自己在家天天测排卵,跟着周期备孕,小半年也没动静。心如死灰,已经打算下次来月经就去生殖科报到了,没想到惊喜就这么突如其来了,我的小天使终于来找我了。

2020年11月我闺女来到这个世界,点亮了我的后半生。至于未来,我只想好好陪伴她,三餐四季,走过春夏秋冬,陪伴她长大成人。

专家点评

　　经历生育的年轻患者在生育决策过程中需要非常坚定的信念,孩子的确让世界充满了阳光,希望这种正能量可以传递下去,照亮更多人。

成 为 母 亲

丑 丑

28岁之前，我一直认为自己的人生会像千千万万个普通女性一样，工作、结婚、生子……一切都按部就班地进行，一切也都理所应当。

2014年夏天，28岁，结婚不到两年，尚未生育的我，猝不及防地被诊断为乳腺癌，这个噩耗瞬时击碎了我对生活的一切计划与盼望，让我曾以为的理所应当都变得遥不可及——我的生命还有多久？我还有做妈妈的机会吗？

不幸中的万幸，我的病情不算特别严重，做了保乳手术，淋巴结也没有转移。经过化疗、放疗、靶向治疗、内分泌治疗后，在医生的同意下，术后两年多，我开始停止内分泌治疗，进行备孕。很多姐妹都说我有勇气，其实我也并非完全没有担忧过停药的风险。但一方面，在术后我就通过肿瘤医院的医生和护士们针对患者开展的各种宣教活动，了解到有大量医学数据支持：乳腺癌患者在康复后是完全可以生育的；另外，我也完全信赖我的主诊医生，他的赞同给了我很大的信心；还有一些已经在术后顺利生育的姐妹也给我鼓舞；渴望成为母亲的强烈渴望亦帮助我战胜惧怕。

刚开始备孕时，我和先生都去医院做了全面的孕前检查。总体上我的身体是很健康的，但雌激素和孕激素水平都很低，导致卵泡发育不完全，医生说我很难自然怀孕，需要服用一些促排卵的药物。但鉴于我的乳腺癌病史，我拒绝了服用药物，以顺其自然的态度继续备孕。备孕过程中我积极锻炼身体，健康饮食，通过自己热爱的艺术欣赏和创作来保持愉悦的心情，陶冶心性，也时常和病友姐妹们互诉衷肠……总之，我尽量让自己身心都处于健康平和的状态。不过，在备孕了五六个月仍然没有成功时，我也产生了一些焦躁的情绪，在和先生、父母倾诉后，他们都耐心地开导劝慰我，让我放松心情，顺其自然。我也很快调整想法和心情，心想"命里有时终须有，命里无时莫强求"，不管能否有孩子，最重要的是要过好每一天。谁料,当我不再执着于要尽快怀上孩子后,我反而很快怀孕了!

整个孕期都出乎我预料的顺利,孕前期的妊娠反应不算强烈,孕中期和孕后期我的身心状态都不错,胎儿发育也很健康。我依然坚持锻炼身体,每日为自己做各种健康美味的食物,画画、听音乐……

2018年秋天,我十分顺利地顺产,迎来了一个天使女儿!先生陪伴了我整个产程,那是让我们最幸福最刻骨铭心的一天!我终于成为母亲!

当妈妈以后的日子比我预想的还要幸福许多倍,天使般的女儿带给我和先生无与伦比的喜悦与满足。许多年前,我就希望自己未来能拥有两个孩子。于是,在女儿一岁时,我经过与主治医生的沟通,又开始再次备孕。这次我很快便怀孕了,孕期以及生产过程也都相当顺利。2020年秋天,在女儿两岁时,我们迎来了第二个宝贝——这回是个大胖小子!能够儿女双全,真是无限感恩!

现在我是一名全职妈妈,用心陪伴着两个健康可爱的孩子。爱是上天给每个人最好的礼物,是爱孕育了生命。孩子是爱的源泉,极大地激发了潜藏于我心底的爱的能量,给我带来了全新的力量。孩子让我体会到付出爱的幸福,也感受到被全然依赖和爱着的甜蜜,给我无限的希望、勇气与动力!

如今,我已经康复近8年了。感谢自己曾经历的一切,无论苦乐喜忧,跌宕起伏,都带来生命的成长,令内心愈加充盈。可以说,是癌症,让我成了更好的妈妈、更好的妻子、更好的人。希望我的经历能鼓舞更多姐妹,也祝福还未生育的姐妹能如愿成为幸福的妈妈!

专家点评

丑丑用自己的勇敢与爱证明了乳腺癌患者也可以成为幸福的母亲,祝愿我们的年轻患者都能拥有这种幸福(当然是有做母亲的愿望的小姐姐们)。目前并没有证据认为生育会降低乳腺癌患者的生存率,也没有证据认为生育会引起乳腺癌复发。因此,在合适的时机进行生育是安全的,但你需要和你的医生共同讨论什么时机才是合适的。

5-3　患者分享

拯救乳房，重建新"身"

其乐融融

手术是为了治疗，但传统乳腺癌全切手术在治疗的同时，留下的却是心头永久的伤痛，随着时间的流逝，皮肤上的疤痕可能逐渐淡去，但心灵的创伤却往往并不会随之愈合！也许家人朋友会安慰说生命才是最重要的，只要有命在，其他都是浮云；也许老公会说，只要你人在，其他我不在乎！

可是我在乎！被确诊为乳腺癌已经是一个突如其来的迎头暴击，得知无法保乳的事实则让我更加无法面对！

上天还是眷顾我的，来到复旦大学附属肿瘤医院，平生第一次看了个专家门诊。柳教授比我想象中年轻，人很温和，笑容很温暖。

诊断很明确，需要立即手术，并且保不了乳。也许是看到我忧郁的眼神，他问我，是否希望做重建？我至今还记得我当时听到"重建"这两个字时的心情，就像一束阳光，驱散了我心头的阴霾！

手术方案很快就定好了，右乳全切、背阔肌+假体重建、左侧缩乳提升，虽然在当时我并不是特别明白这些专业名词的具体所指，但我能感到，方案很完美，我很喜欢。把肿瘤手术做成整形手术，也就这个病才有这种机缘！也有朋友为此打趣，说我这个运气简直了，一个肿瘤手术居然把身材重塑得凹凸有致了！

后来，常常碰到病友觉得我重建手术很成功，好羡慕，咨询我的手术方案。其实重建手术方案有很多种，自体重建、假体重建、一期重建、二期重建……是个非常专业的领域，具体如何选择，没有最好，只有最适合！我个人的建议是，专业事情交给专业人做，与其花大把精力去研究各种技术的利弊，不如找家好医院，找个好医生，然后，你所需要做的就是把自己交给他！

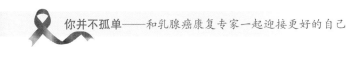

我的手术不算小，对后续的困难我也做了要打场硬仗的准备。但说句实话，现在回想起来，术后其实也没觉得太难受，疼痛期大概也就三四天，后面恢复期的生活只是有点不太方便，起床、躺下有些麻烦，睡觉不太敢翻身。所以乳房的重建手术真心没啥，再大的手术其实都还是皮肉伤，能吃能睡，身体很快就能恢复。

当然，术后也有困扰。背后积液是背阔肌重建一个最典型的后遗症，积液问题可以说困扰了我整个化疗期，但化疗结束，积液问题果然也就如医生说的，自然就慢慢好了。而且也说不上有多难受，只是有些麻烦罢了。

不同的手术方式都会或多或少有各自的问题和弊端，但总体来说都能承受，也不太影响生活，想追求美总归需要付出点代价，这一切我觉得都是值得的。

现在回想当初的重建之路，一路走来也有不少磕磕绊绊，但我仍然非常庆幸自己当初的决定，因为现在的身体让我觉得自己与常人无异，可以任性地挑选各种美美的衣服，让我自信地去海边、去游泳、去潜水、去运动、去滑雪、去骑马，恣意玩耍……虽然身上还有疤痕，但它们都被很好地隐藏在内衣之中！

感谢这个医学技术昌明的时代，一场疾病却让我重建新"身"！

手术是为了治疗，治疗是为了更好地生活，如果有机会让你降低治疗给生活造成的负面影响，为什么不给自己一个机会去争取一下呢？

希望我的故事能对你有所启发！

罹患乳腺癌是不幸的，切除乳房更是沉重的打击。安全有效的乳房重建让失去乳房的阴霾速速退散，得了乳腺癌，并不会失去优雅与自信，你还是那个美丽依旧的女神！

5-4　患者分享

迈过心底的那道坎,重建美好人生

晓　兰

乳房对于女性来说,是魅力与美丽的第一表现,它让女性在生活和工作中始终保持自信。然而,有一天,它突然病了,当颤抖的双手接过医院的诊断报告,残酷的现实告诉我,我将要失去它!

没错! 我被确诊为乳腺癌了。这真的是晴天霹雳! 是命运给我开了个大大的玩笑吗? 我才27岁呀,一切都正值芳华。在这个年纪患病,那我以后还有什么可期待的。每当想到这里,便不由得心生灰蒙,哭泣、埋怨与不甘,我甚至还怀疑过这个结果,但是这一切都是惘然。后来,家人和朋友的用心劝导,让我很快认清现实,从冰冷的谷底解脱出来,我决定重新审视这个问题,积极配合治疗。医生对我的病情做了详细的分析,他告诉我,我的患侧乳房是保不住的,但是又考虑到我还很年轻,考虑到我日后的生活质量,他建议我做假体重建。

假体,现在临床上常用的是硅胶,它是一种被广泛应用于整形领域的填充材料。我对它的认知还仅限来源于电视新闻以及广告。不少爱美女士为了美观主动要求做隆胸手术,你可以说她们是爱美之心、勇气可嘉,可我却觉得她们付出的代价似乎大了些。一些成功的案例确实是有的,但新闻报道中常常也有很多失败的教训,那些爱美之人为此付出了惨痛的代价。因此,对我来说,"隆胸"这件事情我一直是持保留态度的,我不太能接受仅仅因为"追求美丽"而往身体里填充东西。现如今,我却被迫需要做这样一个选择。

重建的好处毋庸置疑,但是从肿瘤患者的角度,我更关心的是此举的安全性,对身体是否会造成新的危害,对日后肿瘤的复发转移会不会带来影响,以及它的相关费用问题等。我带着这些顾虑认真地跟主治医生做了交流,医生非常耐心地给我做了相关问题的详细解答:"医学上用于体内填充的硅胶材料是惰性的,一般来说只要注意日后不被尖锐东西刺破,它基本可以终身使用,原则上不会增加乳腺癌复发转移风险。从目前大量的临床数据来看,总体来说是长期安全的,否则也不会在世界范围内被广泛应用。事实上在欧美国家,假体重建手术的开展比例是非常高的,只是东方女性相对含蓄、保守,所以在国内的普及率并不是很高。另外,由于重建手术属于整形范畴,目前国内大部分地区还没有将其纳入医保范畴,因此需要考虑经济承受能力。当然,考虑到肿瘤患者的特殊情况,我们医院的重建费用与一般美容整形费用相比,还是非常实在的。更重要的是,如果你现在决定重建,我们可以在肿瘤切除手术同时进行重建(一期重建)手术,相比较传统的先全切,过几年再重建(二期重建),无论对身体、对精神,还是在经济费用上,都要更具优势。"

听了医生一席话,我茅塞顿开,本着治病与生活的统一性原则,"重建"的确是目前为止对我最好的选择,更何况是在复旦大学附属肿瘤医院这样一个权威的医疗机构进行手术。我欣然接受了乳腺单纯切除及单侧假体植入手术。术后,伤口愈合很好,切口处的疤痕修复得也不错。当初教授考虑到日后美观的问题,特意帮我选择了一个合适的切口位置,使得我在穿上内衣后,丝毫看不出来。真的非常感恩一路上有幸遇到这些负责的充满正能量的医护人员,让我在忐忑的抗癌路上感受到了关怀与温暖。

我的故事分享到此,我想对那些正在迷茫跟我有着同样困惑的患者朋友说,有些事情既然我们无法改变,那我们不妨欣然接受!

相信科学,相信医生,更要相信自己!

迈过心底的那道坎,一切都是最好的安排!

　　晓兰的分享是无数乳腺癌患者黑暗天空中的一道光亮。与你的医生讨论乳房重建的安全性与合适时机,接受重建或是拒绝重建,可能改变你的一生。

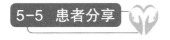

依 然 美 丽

红 卫

我，一直非常自信，自认为是一个美丽的女人。

生活上，一头扎入烟火气中，哪里有美食，那里就有身为吃货的我。同时，也不能丢了诗和远方：碧海蓝天、沙滩雪山、古镇斜阳，都有我走过的路看过的景，品味着唐诗宋词穿越沉醉其间；工作上，勤勤恳恳，业务骨干，不落下风，稍微强势，干练、洒脱；日常中，长发飘飘、穿着得体。我以为我会一直这么潇洒、美丽下去，谁知，一场疾病中断了我美丽的梦。

2017年国庆节后，当医生找我谈，需要切除双乳时，那时的我还是故作坚强，对医生说："给我一点时间尽快消化掉这个坏消息。"可是，晚上躺在病床上，还是忍不住泪水长流，继而悲恸欲绝。

当黎明的曙光出现时，我擦干了眼泪。从容走上手术台，安慰自己，就当是睡一觉吧，醒来的时候，我会依然是我……

如今，在叙述着关于"美丽"这一话题时，生病的过程不再赘述，每一位罹患乳腺癌的姐妹都走过同样的痛苦的路程，就让那里结痂吧，在伤疤的位置上开出新的花朵。没承想，这朵花竟如此绚丽，今天想叙说的就是这朵绚丽之花所蕴含的花语，继续着我美丽的梦……

有一段时间，时时会飘来一朵乌云，心中布满阴霾，对着镜子不敢想象还能不能衣袂飘飘、裙裾飞扬，所以总是穿着假小子式样的衣服，低头望着曾经山峦起伏如今一马平川的地方，心在滴血。手术几个月后，再一次回到医院，做了乳房重建后，我又变回了昂首挺胸的女人！在服装店里试着一件件美丽的衣服，对着镜子，大声地问：魔镜魔镜，谁是天底下最美的女人？老板娘愕然，却聪明地代为回答：你是最美的女人！

这是怎样的一种喜悦啊,弥漫心间而喜形于色。此时想到的是医院的医生专家们,他们给了我第二次"乳"此美丽的生命!给了我一个女人不可或缺的自信!

生病后的我依然美丽,因为我遇到了一个充满爱的地方——肿瘤医院乳腺外科。有爱的地方,必定会开出美丽的花。在这里我成了一名妍康沙龙的志愿者!在这个大家庭里我认识了许多同患乳腺癌的老师和姐妹,没有悲悲切切的情绪,大家一起,做着一份阳光下的至爱工作,充满着欢声笑语,体会到老师姐妹间的诚挚友情,尤其感受到医院对我们的关爱,为我们搭建这样的一个平台。在这里,我们成为折翼的天使,我们的妍康沙龙成为四季开满鲜花的大花园。

如今的我,生活依然充实,继续在展览馆里和青少年自闭症(孤独症)基地做着志愿者,继续在老年大学做最年轻的"学生",继续对唐诗宋词的深度赏析和创作,继续对隶书、颜勤礼碑、多宝塔的学习和临摹。一旦疫情结束,将继续投入妍康沙龙志愿者服务中去,并且继续着我的诗和远方……

谁能说,我们不是依然美丽绽放的女人?我们的美丽注入了别样的内涵。我想起了10年前朋友写给我的诗,在这里我送给所有的美丽智慧的女人:

> 年少时笑语纷飞,年轻时万千妩媚。
>
> 读书时善解精髓,工作时倾心融汇。
>
> 恋爱时追求唯美,结婚后牵手相随。
>
> 对亲人体贴入微,对孩子悉心栽培。
>
> 对友谊清澈如水,对社会爱心回馈。
>
> 对自己少欲多为,对别人细心品味。

专家点评

行云流水般的文字背后有一个大智慧的女性对于人生的温柔以待。人的一生中总有一些时刻可以被纪念,总有一些时间需要去奉献。在得到和给予之间领悟人生,也传递爱和情感!

第六章

心理感受万千

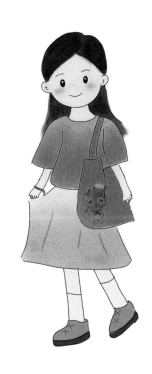

1 对乳腺癌手术很恐惧，我该如何应对？

乳腺癌患者术前对疾病的担忧，对手术的不确定感，往往引发强烈的紧张和恐惧情绪。作为专业人员，我们建议患者将内心的恐惧转换成问题写出来，比如"我很害怕乳腺癌会导致死亡""我很担心手术是否顺利"等，然后和家属或者主诊医师进行充分的沟通，或者通过正规的网络寻找权威、科学的科普文章，如所在医院的官方微信号、乳腺外科的公众号上（例如微信公众号"妍康e随访"）刊登的相关科普文章寻找答案。以下方法可以缓解焦虑和恐惧情绪：首先，寻求家人或朋友的陪伴，这样既可以增加安全感，又可以随时向人倾诉自己的烦恼，得到安慰和鼓励。其次，请医生为自己的病情及手术过程做一个全面详细的解释说明。对医生充分信任，每个人的情况都不同，不要道听途说，引起不必要的恐慌。再次，学会转移注意力，做喜欢的事情，适量增加一些户外活动，不要沉浸在担心的想法当中，也可以简单做一些术后的安排或物品的准备，毕竟手术之后短期内可能会行动不便。最后，如果紧张恐惧情绪非常严重，出现严重的失眠，坐立不安，自主神经紊乱症状，如心慌、出汗、发抖等，可寻求专业的心理科医生或精神科医生的帮助。

2 确诊乳腺癌以后我总是郁郁寡欢，我该怎么应对？

患者知道自己罹患乳腺癌，会产生不同的情绪反应，如在一定时间内焦虑、恐惧、郁郁寡欢，甚至是反应有一点迟钝，这些都是正常的。如果这些情绪持续时间过长，可能就要警惕患者是否陷入了抑郁情绪中。抑郁情绪常见于乳腺癌患者中，表现为意志消沉、悲观，有凄凉痛苦的感受，常常独自流泪，少言寡语，对什么都不感兴趣，还会伴有失眠、食欲下降、体重减轻等。首先患者要积极选择治疗方案，不要盲目放弃，相信科学，肯定医疗技术，持有希望，积极乐观的心态也可以增强我们的免疫力。其次拥有持久的家庭关爱，对家人的照料和

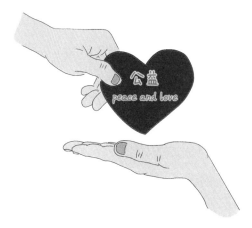

怀带感恩的心，参与到公益事业中去

关心不要排斥，一家人是一起战斗，不要有拖累和愧疚感，他们也希望你能被很好地照顾，获得康复。身体状况允许的话，尽量保持正常的相对轻松的工作，甚至可以参加一些有意义的公益活动，让人生的价值再一次升华。如果抑郁情绪比较严重，生活受到严重影响，甚至有消极自杀想法或行为，需要寻求专业的心理科医生或精神科医生的帮助。

（3）乳腺癌术后能不能吃安眠药？

乳腺癌患者术后出现失眠的情况非常常见，可以表现为入睡困难，夜间易醒或早醒。大多数患者失眠可能是暂时的，几天后会自行恢复，也有部分患者的失眠情况比较严重。首先要学会自我调节，注意睡眠卫生，比如定时作息，保证睡眠环境的舒适整洁；白天增加户外活动和光照；避免睡前暴饮暴食或过度饥饿；避免饮用咖啡、茶、酒等兴奋性饮品；避免在床上看手机用电脑；等等。另外还要注意情绪的调节，有时抑郁焦虑也会伴有失眠症状。如果自我调节之后睡眠仍不能改善，可以小剂量短期使用催眠药物，如苯二氮䓬类药物、非苯二氮䓬类药物，或具有助眠作用的抗抑郁药。小剂量短期使用助眠药物大多数情况下是比较安全的，良好的睡眠也可以让身体充分休息，增强免疫力，但也要注意用药禁忌，可以咨询心理科医生或精神科医生。

（4）乳腺全乳切除术后，我总觉得自己不完整了，我该怎么应对？

乳房是女性身体美的重要器官，也是性器官。社会文化将女性的乳房塑造为女性的吸引力和自信的载体，失去这个载体往往会让女性感觉自身的魅力和吸引力减少,自我形象、自信心、自尊心可能受到很大影响,容易出现悲观、失望、自卑等心理,已婚女性还可能对夫妻生活带来影响,比如避免拥抱、性生活时遮掩乳房等,直接影响夫妻之间的婚姻质量。对于患者来说,需要比较漫长的时间去慢慢接受不完整的自己,患者支持组织如复旦大学附属肿瘤医院妍康沙龙的专家、病友可以帮助患者从自身的、个人的缺失感中走出来,去接触和自己情况类似的群体,并且互相分享"不完整的感受"和应对的经验,帮助患者快速建立一个全新的自我认识。此外,还要学会爱自己,正确面对自身形象的改变,逐渐适应新的自我。明白家庭责任、社会责任、自我价值以及生命体验是比外表和形象更重要的东西。我们也鼓励患者尽早参与到生病前的社交活动中,重建自己与"健康人群"的社交圈,可以佩戴适合的义乳,淡化对乳房状况的关注。此外,还要加强与配偶的沟通,他的鼓励和理解可以降低患者的精神压力。

⑤ 乳腺癌术后每次去医院复查前我都很担心,我该怎么应对?

乳腺癌术后患者复查时情绪紧张担心是正常的心理反应,患者最恐惧的往往是怕复查结果发现复发或转移,甚至有些患者害怕去医院就医。有些患者这种担心、恐惧太过严重,痛苦不堪,可以表现为情绪烦躁易怒、心神不宁、注意力涣散,甚至吃不下、睡不着等。这种情况下可以尝试一些方法:首先静下心来,全神贯注做几次缓慢的深呼吸,想象让自己非常舒适放松的场景;开始做一些事情转移注意力,比如健身运动、准备营养丰富的可口饭菜或者听听音乐;去医院复查最好有家人或朋友的陪伴,增加安全感,也可以得到他们的安慰;此外时刻告诉自己每个人的生命都是有限的,珍惜当下的时光,学会感恩,寻找生命的意义;同时也可以寻找家人、朋友甚至病友陪伴,共同度过就医复查的时段。如果紧张伴有的身体症状太过严重,自己无法控制,可以短期使用抗焦虑药物,但要在医生的指导下使用。

6 我经常会因为乳腺切除或淋巴水肿变得容易生气、泄气，这是正常的感觉么？

乳腺癌患者术后乳房切除必然会带来短期甚至长期的心理变化，同时又很容易因为保护不当、运动过度等原因出现上肢淋巴水肿的症状。手术本身及淋巴水肿不仅会影响日常生活还会加重患者的心理负担，容易处于生气或泄气状态，或者说陷入烦躁易怒、悲观消极、紧张担心等情绪状态，这是常见的心理反应。首先术后可以第一时间佩戴义乳改善形体，注意观察有无上肢或胸部轻微水肿的情况出现，如有加重的话就应及时告诉医生。平时要抬高患肢，避免长时间下垂，还可以适度按摩，有助于缓解水肿症状。避免做增加患肢阻力的、剧烈重复的运动，不要提重物，注意休息，才能有效避免淋巴水肿的症状出现。此外，术后要主动和医务人员或家人进行沟通，无论是身体的不适还是心里的烦恼都要及时表达，振作精神，尽量让自己积极乐观并充满信心。

7 如何正确认识乳腺癌术后的形体改变？

像刚开学的小孩子一样，即便早已成年的我们也经常陷入"我没有漂亮的书包，每个人都会盯着我的丑书包看"的错觉中。在这个问题中，事实上可能并没有那么多人关注我们"缺失的形体"，出现这种错觉，可能是乳腺癌的根治术让我们背了一个"丑书包"。如果你总觉得人人都关注你的形体，就需要思考一下，是不是还没有接受自己患病和形体缺失这个问题了。我们还可以思考一下，这个"丑书包"——缺失的乳腺给我们带来了什么？它让我们获得了治愈乳腺癌的机会，从疾病的状态中走出来，再次拥抱生活和亲人，从这个角度上思考，可能这

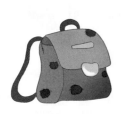

"丑书包"让我们失去了什么，又带给我们些什么？

个"丑书包"也挺好看的。我们还建议你找一张纸,逐条罗列"作为女性,我还有哪些特质?"你会发现,独特的性格、聪明才智、勤劳的双手等都还在,这些才是构成你吸引力和魅力的恒久来源。如果经济条件允许、家人也充分支持,也可以与主诊医师讨论下乳腺重建或再造的可能性和方案,先进的整形医学技术可以让你重新拥有完整的形体。

⑧ 总是担心复发转移,我该怎么办?

乳腺癌的复发因为个人体质和癌症分期、分型不同而各有差异,另外治疗不规范不彻底也是乳腺癌复发的原因之一。对癌症会复发或进展可能性的恐惧、担心或关心,是患者常见的心理反应。有个朴素的观点是,与其担忧将来,不如做好当下。积极配合医生完成规范的治疗、遵医嘱定期复查、在医师指导下康复和锻炼、调整生活方式等都是必要的。事实上,看起来只有一句话,做起来却是一个复杂的、系统的、需要持久坚持的工程。如果患者长期生活在恐惧当中,甚至寝食难安、彻夜难眠,承受着巨大的精神压力。可以尝试做到以下几点。

首先,活在当下,关注眼前、此刻的信息,比如看到什么、听到什么、触碰到的、闻到什么或尝到什么,感受当下的任何事物。人的感官被当下的细节所占据,恐惧担心会自然而然离开人们的关注范围。

其次,学会感恩,用感恩的心替代恐惧,反复练习,每天都写下让你感恩的事情,激发自己的感激之情。

最后,要行动起来,多做有利于身体恢复的事情,比如多喝水,规律运动,享受美景和阳光,选择营养丰富的食物,以及其他很多类似的事情。经常跟自己说:今天没有什么可怕,很多我们担心的事情并没有发生过。多想一想是不是会有好的事情发生。

⑨ 听说有病友复发转移了,我很害怕,我该怎么办?

跟病友交流已经是一部分癌症患者的生活日常,类似的经历使他们更能理

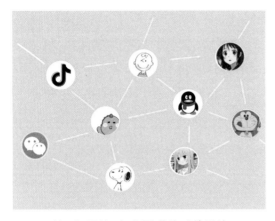

利用好网络，却也要谨慎对待网络

解对方，可以互相安慰、互相鼓励、抱团取暖。但有时也会带来一些负面情绪，比如病友的病情恶化或离世，或者某位病友的消极言论都可能给大家带来极强的心理压力，营造恐惧氛围，甚至让人瞬间失去对生活和治疗的信心。从医生的角度，建议患者跟病友的相处更多是"病房社交"，在住院期间相互鼓励进食、复查、一同读书聊天，在治疗过程中互相加油打气。在其他家属比较忙的情况下，互相有个照应和提醒。偶尔的病友相聚也是可以的，聊聊天，说说自己的情况。作为专业人士，我们也知道很多乳腺癌患者有个特殊的喜好"建群"，似乎参与到不同的患友社交网络中变成了生活的一部分。患友社交网络除了上面提到的正能量外，还有信息量太大、可能会不经意间接收到负能量、容易讹传等负面能量，特别是听说有患友复发转移甚至是死亡了，会给患者带来很大的打击。畏惧死亡是人的本能，但资深的乳腺癌患者都知道每个患者的自身条件、疾病特点、治疗、预后都不相同，如果对治疗和疾病产生疑惑，更应该和主管医生或护士等专业的医务人员讨论。此外，我们接触到的相当部分乳腺癌患者在听到某位患者复发转移或去世后，除了伤心难过，还更会反思自己生活中的不健康因素并且改正，积极寻求更加健康的生活方式，也更加珍惜现在的生活。

⑩ 不想让其他人知道自己身患疾病这种心态好吗？

很多癌症患者确诊初期会经历一个否认期，不愿意相信自己已经确诊，拒绝承认残酷的现实，同时也不愿告诉其他人，幻想自己是否被误诊等，这是一种常见的心理防御方式。随着时间的流逝，大部分患者会慢慢接受。不愿提及病情的原因，一方面怕在说的过程中再次引起内心的恐惧；还有就是担心别人到处播散，或因疾病排斥自己，甚至怕有的人会幸灾乐祸。当然还有一部分患者怕家人朋友太过伤心，希望独自承受痛苦。作为患者首先要积极面对现实，只有乐观才能调动身体的潜能，增强自身的免疫力。不要自责和内疚，作为家人和好友也愿意为你增添力量，获得支持关心照顾不仅对情绪有利也对治疗有利。还有癌症并不等于死亡，大部分患者是可以治愈的或保持很长的生存期，要始终存有希望。这种心态其实无所谓好坏，自己内心舒适才是最重要的。

11 我不想因为治疗我的疾病而拖累了家庭，我应该如何寻求帮助？

从经验的角度，"因为治疗疾病而毁了家庭"这个问题有两个层面，经济上和情感上。

第一个层面，是经济上。大家都知道乳腺癌的治疗通常包括手术、放疗、化疗、靶向和内分泌等多种方式，治疗花费较大。而近年来，国家不断扩大抗肿瘤药的医保覆盖范围、加大重大疾病保障力度，也通过药品集中招标采购等形式不断降低药物的费用，这些都大大降低了患者的经济负担。如还有经济上的困难，通常可以向主诊医师或病区护士长询问所在医院是否有经济困难患者救助项目，例如复旦大学附属肿瘤医院妍康沙龙就会有对贫困患者的资助，还可以向当地的居委会、街道、妇联、红十字会等机构去寻求帮助。

第二个层面，是情感上。大家都知道，婚姻和家庭是需要持续经营的。乳腺癌患者因为疾病、形体缺失、治疗的不良反应等生理困扰因素导致心理困扰增加，往往容易忽略对感情、婚姻和家庭的经营，这可能是部分患者治疗结束后一段时间离婚的原因。从专业的角度，我们建议患者在乳腺癌规范化治疗和康复过程中，除了关注自身疾病、自身心理之外，也花一点精力在照顾自己的家人身上，多关注"家属为我做了什么""他的照顾，我应该给什么样的反馈"，逐渐建立"照顾—肯定"的情感良性互动，可以有效提升婚姻和家庭的稳固性。此外，有研究表明，接受医院心理医学科、社工部等组织的夫妻干预项目可以大大提升夫妻双方对癌症后新生活的适应，起到正向调节作用，提升婚姻和家庭的生活质量。

12 我的治疗花了很多钱,都是爸妈支付的,我想恢复工作,可是不知道做什么,我该怎么办?

对很多年轻的乳腺癌患者来说,重建职业规划是一项很重要的议题。很多专业人员也鼓励和建议乳腺癌患者治疗结束、康复一段时间后重新回归职场。在回归职场之前,作为患者首先需要同主诊医师讨论当下、今后三年、五年甚至更长时间,自己适合什么样强度的工作,并且以此为基础结合自己的兴趣爱好和能力重新规划职业生涯。如果,自身年龄较长,可以向居住地所在的居委和街道、镇寻求帮助,通常他们有职业培训的计划,患者可以在身体能够接受的程度内接受培训、参与工作。不论年龄长幼、知识多寡,作为康复患者回归工作之前,最重要的就是同医生确认自己身体状况是否可以回归工作以及可以承担多大压力或体力强度的工作。

13 我的孩子还很小,我能陪伴他长大吗?

乳腺癌患者有年幼子女的话,必定更加担心与不舍。担心自己生病没有精力照顾小孩,更担心自己万一不在这个世界上了小孩子能不能得到很好的照顾,能不能快乐成长,是不是会经常伤心难过。年幼的子女通常会成为乳腺癌患者治疗和求生的重要支柱,所以患者要积极配合治疗,保持良好的情绪状态,正向的情绪孩子可以感受得到,可以缓解孩子的不安全感,也可以增强患者自身的免疫力,更好地促进康复。给孩子更多的陪伴,教会他更多的本领,为他做一些准备,也要对长久的陪伴有信心。

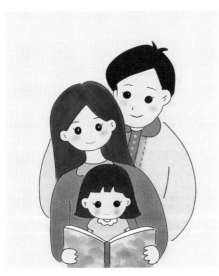

给孩子更多的陪伴

14 我跟朋友诉说自己的状态,她们都觉得挺沉重的,我应不应该说?

作为朋友互相帮助、互相倾诉心事再正常不过,也只有这样癌症患者才能得到更多的支持和鼓励。谈论病情可以作为聊天的一部分内容,倾诉可以释放和宣泄情绪,也让患者诉说一下对病情的担心,甚至可以哭泣流泪,情绪宣泄过后往往反而会感到轻松,但更多的还是要有意识地多谈论一些共同爱好的轻松话题,并且约定病好以后一起游玩,或者制订其他的一些计划,重新燃起对未来的期望,对生活的热爱,也能成为抗病的动力。可能作为乳腺癌患者的朋友,很多时候并不知道怎么安慰,也缺少同样患病的体验和共感,最重要的除了倾听,还是倾听,可以在适当的时候拍拍肩、抱一抱,或者直接询问"我可以帮你做点什么",这些都可以给患者很好的情绪和情感支持。

15 家里人不让我做任何事情,让我觉得自己很卑微可怜,我该怎么办?

对于癌症患者来说,家属的支持与鼓励非常重要,而家属肯定也会想要尽可能地给患者温暖,尽可能地给患者最好的照料,甚至不让患者做任何事情,就怕患者会劳累伤神。从这个角度来说,他们是非常爱你的,只是当这种爱和保护反而成为束缚时,积极沟通就非常重要。患者需要尝试和家人沟通自己当下身心状态可以承担哪些家务,如沟通不成也可以带家属一起复诊请主诊医师明确告知家属自己可以承担一部分家务。从患者角度,长时间被家人照顾,患者往往会产生一种无用感,觉得拖累家人。实际上医护、社工、心理等专业人员都建议只要患者身体状况允许,就可以做一些简单轻松的工作或者家务劳动,这不仅可以转移注意力,使患者不沉浸在紧张害怕的情绪之中,还可以增加患者的价值感和存在感。患者可以主动跟家人提出自己的想法,或者通过医生间接跟家人表达自己的意思。

(16) 术后睡眠不好，我该怎么应对？

睡眠不好，应当首先评估自己的失眠状态：失眠程度、持续时间。有些患者是因为术后疼痛、焦虑引起的暂时性的失眠，应及时同医护沟通处理症状，向亲友倾诉和获得支持；尝试冥想、听听舒缓的音乐、肌肉放松等方式，很快就可以得到有效缓解。

如果失眠持续时间长、睡眠质量差、严重影响到日常生活和工作，那就需要寻求专业的心理医生的介入，及时针对症状进行干预。

(17) 使用精神心理药物对乳腺癌治疗有影响吗？

乳腺癌患者可以伴有多种精神心理问题，比较常见的如抑郁、焦虑、失眠、慢性疼痛、谵妄等，必要时可以使用精神心理药物，如抗抑郁药、抗焦虑药、镇静催眠药及抗精神病药等。安全剂量范围内，这些药物的安全性和有效性也是被研究证实的，而且患者情绪、睡眠等的改善也有益于免疫力的恢复。但在用药时需要注意多种药物间相互作用，用药剂量是否需要调整，长期服用是否有成瘾性等，需要由心理医学科或精神科的专业医生进行处方和用药指导。

(18) 乳腺癌患者确诊后如何舒缓自己的心理压力？

乳腺癌患者确诊后往往伴有极大的心理压力，最主要的是对死亡的恐惧、对治疗的担忧以及拖累家庭的自责。首先，应主动找医生了解自己的疾病情况以及治疗方案，积极配合治疗，不要道听途说，未知容易引起恐慌。其次，可以做力所能及的事情，身体状况好的话可以保持相对轻松的工作，这样一方面可以有更多社交转移注意力，另一方面还可以增加价值感缓解家庭经济负担。再次，适当参与社区、社工机构和妍康沙龙等乳腺癌康复组织的活动，多从专业渠道获得有助于康复的知识，还可以多看一些抗癌成功的例子。跟病友交流互相打气,保持良好的心态,接受家人朋友的陪伴鼓励,多跟他们说说心里话,不要让他们担心。最后,多做喜欢的可以让人放松的事情,比如听音乐、看电影、户外散步等。如果有身体不适,比如严重的疼痛,可以寻找医生使用处方药物减轻痛苦;如果心理压力大到影响生活了,需要寻求专业的心理医学科医师的帮助。

⑲ 哪里可以寻求当地乳腺癌患者团体的帮助和支持?

近几年,各个地方都涌现出一批乳腺癌患者康复组织,有些康复组织依托医院的乳腺科建立,有些则是依托其他的机构建立。这些都可以通过网络或者参加乳腺癌康复大会获得一些有效信息。除了网络外,还可以通过病友的推荐,或者去街道或民政部门询问当地是否有乳腺癌康复组织。作为患者,参与当地乳腺癌患者团体也需要有所甄别。

（1）是否正式登记和注册。

（2）是否有专业的乳腺科及相关科室如康复科、心理科、社工部等专家进行专业指导。

（3）是否有涉及偏方以及一些产品的推广等行为。

此外,不论是否在复旦大学附属肿瘤医院治疗的患者,都可以关注妍康e随访的微信公众号,并参加妍康沙龙的线上线下活动。

⑳ 哪里可以寻求在线的社会团体帮助?

不论是否在复旦大学附属肿瘤医院诊治的乳腺癌患者均可线上参与妍康沙龙(微信公众号"妍康e随访")的活动。妍康沙龙成立于2003年,是全国规模最大、成立最早的患者康复支持组织,是由著名肿瘤专家沈镇宙教授倡导、香港慈善家夏丽君女士资助,由复旦大学附属肿瘤医院乳腺外科、上海市

微信公众号"妍康e随访"二维码

乳腺癌临床医学中心主办的乳腺癌症患者的康复组织,其微信号"妍康e随访"除患者全程管理外,还有由权威乳腺科医师开展的线上科普直播、科普推文等众多科普文章。

如果学有余力,并且有较好的医学基础,还可以关注"上海国际乳腺癌论坛"官方微信号(SIBCS,CBCC_SIBCS),该论坛由复旦大学附属肿瘤医院大外科主任、乳腺外科主任邵志敏教授发起,由中国抗癌协会乳腺癌专业委员会、上海市抗癌协会和复旦大学附属肿瘤医院联合主办,微信号上有大量乳腺癌诊治最新进展的研究类文章。

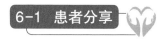

康复路上的生活经验分享

慧 玉

从当初体检发现乳腺癌后经手术、放化疗到内分泌治疗,转眼已经14年了,我作为一个资深乳腺癌病人,在这条康复之路上自有不少生活方面的体会和经验,很愿意在此跟众多仍在同病魔斗争的病友姐妹们一起分享。

说起得病原因,相信很多姐妹都跟我一样,是因为工作压力太大、身心过于疲惫。所以老天特地给了我们好好休息的机会,让我们暂时停下匆匆的脚步,重新换个活法。这些年来,我放慢了生活节奏,有机会就出去旅游、看演出、看书,做自己喜欢做的事,很多朋友都很羡慕呢。对我们而言,保持心情愉快很重要。一旦遇到让人烦恼的事,也要学会向别人倾诉,不要闷在心里,更不要轻易发火,这样才不会让病魔有可乘之机。

也许很多姐妹会觉得,一下子闲在家里会太空虚无聊。其实,在结束放化疗、病情稳定之后,我们完全不必总把自己当病人,可以做做许多力所能及的事情。比如我作为一名财务人员,就每个月接2~3家公司的账做,而且只做兼职,这样既有工作又保证自己不劳累。其实,除了本职工作外,我还有不少志愿者工作（包括肿瘤医院的），生活挺充实的，为别人提供服务和帮助是特别让人开心和觉得有意义的事。在此特别要提醒姐妹们，无论你做什么事，都记得不要让自己累到，一旦感到累了就赶紧休息。要知道，不少人癌细胞复发、转移就是因为劳累引起的。

我们平时在病房探视病友姐妹的时候，时常会聊到许多大家共同的性格，即所谓的"癌症性格"，比如做事太认真、不肯认输、追求完美、不喜欢麻烦别人、不懂得拒绝别人。其实性格无所谓好坏，但对于我们而言有些却会拖累身体、影响康复，必须改。这些年来，我学会了不再凡事都拼尽全力、力求完美，学会了认输并接受失败，学会了适当寻求别人帮助。我最大的收获是学会了不再因为不忍心拒绝别人而让自己为难、受累，这样最大的好处就是活得更轻松更坦然。

很多时候我都觉得自己跟正常人没什么不同，甚至比他们生活得更精彩。但是，毕竟这是个终身的慢性疾病，也不能轻视。除了保持乐观开朗，首先要相信主诊医师，积极配合治疗，早期我根据医生的建议吃了10年的内分泌药，现在每年坚持随访就可以放心了。然后就是科学认识乳腺癌，从饮食等方面努力控制雌激素。最后就是要每天坚持适量运动，控制体重，让自己更健康。相信姐妹们也会像我一样安全度过治疗期，并且活得越来越好。

6-2 患者分享

心理状态康复经验分享
建 华

2017年12月23日，在我即将跨入50岁之际，老天爷送了我一份大礼——乳腺癌，这份礼物实在是太大了，压得我喘不过气来。当医生跟我说"你得的是乳腺癌，需要马上住院手术"时，我的大脑一片空白，随之而来的是质疑、恐惧、绝望，甚至死亡，无数中画面在脑海里交替浮现……

一、直面病情,克服心理难关

记得确诊那天,当我和老公离开医院大门时,老公突然抱着我失声痛哭,这一突如其来的举动把我从遐想中拉了回来。看着老公痛哭的样子,我心痛不已,然后刚才那些负面的情绪逐渐消失,心里反而开始冷静下来。我不能这么自私,一定要坚强扛过去,如果我就这么放弃了,老公、女儿还有年迈的公公婆婆怎么办,为了他们我也要努力抗过去。其实每个人内心深处都有一股潜力,一旦被激发出来是无比强大的。

于是,我迅速调整心态,强压住内心的恐惧,表现出一副很镇定的样子,紧紧拥着老公说:"老公,你不用担心,我会没事的,医生能够当面告诉我,说明我的病并不严重,不然医生肯定不会直接告诉我。而且现在医学这么发达,肯定有办法可以治好的……"老公的情绪也慢慢稳定下来,我们俩不由自主地把手伸给了对方,手牵手踏上了回家的路。在回家的路上我俩的手始终没有松开过,生怕从此失去彼此,我边走边开导老公,同时也让他暂时不要告诉公婆,就说动个小手术,能瞒一天是一天。回家后老公什么事也不让我做,等待入院通知的那几天,看着老公忙进忙出,话也不多,我也小心翼翼,什么也不做,找机会逗着跟他讲话。我的哥哥们不知道从哪得到消息,连夜赶过来看我,正好借这个机会,我装作若无其事的样子,告诉他们我没事,就是做个手术,悄悄地让他们多开导开导老公,他心里的负担比我还重,只有老公放松了我的心里才能宽慰一点。等待的时间总是煎熬的,时间越长心情越是烦躁,终于医院的电话来了,那一刻我反倒轻松了,早日手术心里就不纠结了。在等待办理入院的时候,我还不停地逗着老公,最后,老公勉强笑着问我:"到底是你住院还是我住院?"看着老公苦涩的笑容,我破涕为笑,说:"好吧,是我住院。"

二、与病友互相交流,打气鼓励

刚入院时,心里还是非常忐忑的,遇到刚刚手术的病友总会情不自禁地问这问那,当然,听到更多的并非是对病情的恐惧和害怕,而是来自病友们的打气与鼓励,"能开刀的都是小手术""住院7天就可以出院了"……慢慢地,我也逐渐释怀了,起初对手术的紧张恐惧也渐渐烟消云散,就连手术前的签字也是我自己去签的。既来之则安之,什么都不用想,进来了就相信医生,多想反而不利。手术很顺利,亲朋好友来看我时,我有说有笑精神状态非常好。

住院最后两天换到隔壁病房,同一天手术的邻床患者却是每天躺在床上以泪洗面,她的丈夫口水都要说干了也没用,他也非常无奈,过来问我:"你的精神状态真好,能不能帮我劝劝我老婆,她天天躺着哭,我是实在没有办法。"等病友平静下来时我和她聊了许久,终于找到她一直哭的原因,原来她是担心自己得了这病以后不能抱她最喜欢的外甥,不能和家人同桌吃饭,不能和家人一起聊天……我跟她说这个病不是传染病,你说的这些都不存在,出院后等所有的治疗都结束了,还能和以前一样回归社会正常做家务、正常上班、正常饮食……她带着疑惑的眼神看着我:"真的吗?"我非常肯定地告诉她是真的,不信你可以去问医生。在得到我这样肯定的答案后,她终于笑了,第二天竟然下床活动了,她的丈夫连连谢我,那一刻我的心情也是非常的愉悦。

三、调整心态,配合治疗

出院后两个星期病理报告终于出来了,当主诊医生余科达告诉我,我的是三阴性乳腺癌时,我的心里一下子凉透了,仿佛一盆凉水从头浇到脚。因为在等待病理报告的两个星期,我上网查了好多,三阴性乳腺癌是所有乳腺癌中最毒的一种,术后除了放化疗,没有任何药物可以控制,而且术后三年复发转移率非常高,所以希望自己千万不要是这种类型的乳腺癌。俗话说怕什么就来什么,真是一点也没错。余教授又说,你也不要多想,现在好好配合医生治疗是最关键的。虽然三阴性乳腺癌是没有药物可以控制的,但它一旦安全度过三到五年,就基本康复,复发转移的概率就小了。而且你虽然左乳切除,腋下淋巴也全部清扫,但幸运的是没有一个淋巴结转移,所以你只需要化疗不用放疗。也对,想也没用,别无选择,只能迎难而上。同时我也在心里暗暗鼓励自己,别人能过的我也一样能过。

手术只是迈开万里长征第一步，真正的艰难和考验是术后的化疗。化疗的痛苦真是没有任何语言可以描述的，当第一滴药水通过静脉流入我身体的一刹那，脑袋好似炸裂般膨胀，五脏六腑翻江倒海般难受，那短短几秒钟的时间就让我产生了放弃治疗的念头。幸好，只是短短的几秒钟，可能化疗前吃的药起了作用，不然真的撑不下去。

第一次化疗后的一星期就开始脱发，看着大把大把的头发掉落，心里有说不出的难受，除了去医院都不敢出门，怕遇到熟人，怕别人异样的目光。女儿开始寻找各种借口让我陪她一起逛街，我都非常抗拒。后来女儿说："其实妈妈你光头也非常好看，你没发现你光头的样子跟三舅舅挺像的吗？你怕难看就去买顶帽子戴着，这样别人不就不知道了吗？"在女儿和老公的不断鼓励下，我终于鼓起勇气跟着女儿去商店买了帽子戴，原来我戴帽子还是挺好看的。慢慢地逛街的次数越来越多，有一次在商店里试衣服时忘记戴帽子就出来了，等发现时赶紧用眼睛的余角瞄了一下周围的人，有的人只是好奇地看了我一眼就走了，也有的人根本没注意。原来光头也很正常，别人根本不在意，只是自己的心理在作怪，从那一刻起，我心里的负担卸下了许多，朋友过来看我，我也大方地把光头展现给他们看。

随着化疗次数的增加，毒副作用越来越厉害，脾气也是越来越暴躁。最难受的就是恶心呕吐，根本没有胃口，老公绞尽脑汁地换着花样给我变换菜谱，都被我嫌弃。后来女儿想到了一个方法很管用，每次化疗结束后，女儿就带着我去各个饭店，然后她把菜谱报一遍，如果听了菜谱没有勾起一丝食欲就换一家饭店。只要报的菜谱哪怕只有一个菜能让我有一丝食欲就立马进去点菜，这个办法还真是不错。由于女儿细心的照顾和陪伴，我的精神状态一直不错，但第四次化疗后我实在是太难受，真的感觉要崩溃了，于是赶紧将女儿支开去买东西，关好门窗蒙在被子里放声痛哭，把所有的痛哭、难受、无助、委屈统统发泄出来。估摸着女儿差不多要回来了就赶紧擦干眼泪，打开门窗装作若无其事的样子。果然女儿没有发现，哭过后的我感觉心情也舒畅了许多。

四、自患病以来，心理状态的恢复离不开家人、同辈之间的帮助

在化疗期间，除了家人的陪伴，同辈的鼓励和支持也非常有效。我和同一天手术同一天开始化疗的病友经常微信聊天，聊化疗后的反应、聊饮食，病友比较忧虑，我是乐天派，就经常给她加油打气，给她信心，在我的鼓励下，她也越来越坚强。虽然我有时候也会焦虑担忧，但发现每次在给对方言语上的鼓励后，自己的内心也是变得越来越强大，原来鼓励他人的同时，自己也会收获自信心。于是，我一发不可收，每次去医院总喜欢和病友们聊天，聊她们所关心的话题，将自己的经验分享给她们，病友们亲切地称呼我为"正能量"，对于这个称呼我是非常喜欢的。

五、丰富的业余生活也能够帮助缓解自己的心理状态

2018年我有幸加入了肿瘤医院妍康沙龙志愿者团队，在那里结识了许多姐妹，我们一起参加医院的各种活动（如医院病房探视、门诊站岗小分队、社工部资源小站等），还有医院的各种专业知识的培训，和姐妹们一起出去游玩，既丰富了自己的生活又学到了许多健康知识。我也调整了自己的饮食习惯，还爱上了运动，坚持每天散步、做操，白天空闲的时候骑车看看风景。遇到烦心的事情就及时寻找宣泄口，绝不带着怨气入睡。譬如，每次要发脾气时就提醒自己——闭上眼睛深呼吸三次，心里默默说不生气不生气，之后心情就慢慢平静下来。还有就是出去游玩，一看到外面美丽的自然风景心境瞬间就开阔了。

还有几天我就顺利跨入第五个年头了，在过去这段时间，离不开家人的细心照顾和陪伴，也离不开亲朋好友的关心和鼓励，更有自己坚强的毅力。患病后，其实靠的还是自己，一定要有信心，如果自己彻底放弃了，那就没有任何人可以帮得到自己了。任何事情都有两个面，我就想它好的一面。譬如，当一开始听到三阴性乳腺癌时确实非常害怕，后来反过来想，虽然三阴没有药物可以控制，但它的特点是三年过后基本安全，五年过后复发转移的概率更小，其他类型的乳腺癌虽然有药物可以控制，但不良反应多，而且复发转移的概率是伴随

终身的,别人吃药的钱我可以用来旅游,心情好了免疫力自然增强。还有就是坚持运动,运动的好处太多了,不但可以控制体重,还能增强抵抗力,免疫系统好了,病魔就会绕着走了。现在的我每天保持积极乐观的良好心态,有时候去医院复查发现一些指标有些异常,也会有一丝担忧。但一个姐妹曾经跟我说过,我们的报告单,只要不是复发转移,其他的都是小问题,她的这句话我非常赞同,心情瞬间就舒畅了。

对我而言,"谈癌色变"已经成了过去式。仍记得确诊那天,当得知自己患的是乳腺癌时,内心极度恐惧害怕,但这样的恐惧转瞬即逝,沉重的情绪并未将我吞噬,在家人、朋友的陪伴与帮助下,我也逐渐调整了自己的心理状态,接受现实,努力克服重重大关,将自己的心态调整好。

良好的心理状态让现在的我收获了更多,听到"乳腺癌"一词已不再如以往一般恐惧害怕,反而多了一份坦然与释怀,能够直面自己的病情,在生活中多了一份乐观和开朗。在这里,也希望我的这些经历能够为病友们带来一些启发,在抗癌路上及时调整自己的心理状态,用自己最好的精神面貌来迎接挑战。

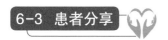

6-3 患者分享

关于疾病那点事

茶包大人

宝贝,看到这段文字的亲亲,请允许我称呼你宝贝! 经历了漫长的治疗,一关一关地闯过来,很辛苦吧? 有没有成就感呀? 是不是觉得自己是个盖世英雄啊! 我们倚靠着医生厚实的背,放肆地嘲笑着死神的无能为力,是不是很刺激呀?

在乳腺癌的领域,我是个资历尚浅的"小战士",但跟医院打交道那我可是个"老革命"啦! 2013年7月开始,我频繁地出入各种级别医院,接受着各处名医往复治疗,跳跃于各类备孕宝妈群,终于,经过八年的不懈努力,我的胸,怀上啦。

2021年愚人节这一黄道吉日，我哆哆嗦嗦地接受了剖胸产，顺利出生了1.5 cm×1 cm×0.6 cm的一期小瘤子。自此迎来了人生高光时刻，家人疼爱、亲戚关心、朋友照顾，幸福的肆无忌惮！（请参考螃蟹走路）

知道各位小宝贝、老baby都惧怕医院。其实我也怕，但是我有招对付，来——跟你分享分享！

第一招：行动派。去医院检查切忌拖延，很多妹子拖着拖着就不想去了，不疼到动不了肯定不去。包括复查的姐妹，会恐惧去医院检查。关于这个问题，有个妙招，定个最快的日期，安排紧凑的日程，忙活起来，来不及恐惧，就做好检查了。

第二招：榜样的力量。最近粉的榜样是"央妈"偏爱的羽生结弦，不待扬鞭自奋蹄。孩童时期就确诊哮喘，却立志做个跳跃成功率高、落冰干净、滑行一流的奥林匹克冠军。19次打破世界纪录，单人花滑大满贯，即使受伤严重也要吃止疼片比赛，是个强大而坚韧的孤独舞者。想到他的体育精神，面对病痛，我也会勇敢一些！

第三招：假想。这个世界每天都发生着战争、灾难、饥饿、贫穷，请不要抱怨我们多倒霉，投胎于华夏民族，如今祖国繁荣富强，已然是最大的幸运。假若身处他乡战乱，还有机会得到治疗吗？这样想开心一点了吗？恭喜你，投胎小能手哦！

第四招：宽慰。治疗一切顺利，所以肯定会好好的，按时治疗复查肯定会好好的。前几年好好的，所以今后也会好好的。无法获得信心，就去找个对象倾诉吧，我相信会有姐妹宽慰你！我们可都是相互搀扶着的战友啊！

第五招：比较级。幸福是比较的，虽然我们生病了，但就是体表外的小瘤子而已嘛，相对于其他癌症已经超级容易了，咔嚓掉就好啦，谁还不挤个痘痘、剪个指甲、剪个头发啊。后续规范治疗，肯定会健健康康的。乳腺癌的治愈率这么高，已经可以当作慢性病对待啦！

第六招：理性分析。咱用理论知识压倒它，理性地分析病情，不管是什么类型了，咱都很乖地听话照做执行医生的建议了，能做的就是尽人事听天命。凡事都有概率,你就想想自己有没有彩票中大奖的命,没有吧?那肯定没事啊!

第七招:信念。记着,自己是自己命运的主角,我们女主角都会有女主光环的,都是下凡历劫的小仙女。苦难总会过去的,熬下去,熬过去后都是大女主的人生!

宝贝啊,人生不过三万天,不管是成功还是失败都应坦然接受,是非恩怨莫挂心上,健康快乐才是根本。仰不愧于天俯不怍于人,足矣!请不和他人做比较,不对他人有期待,不批判他人。不要反刍思维,停止精神内耗。加油啊!宝贝!温柔且坚韧的美好女子,世间万物都在努力治愈你,别走得那么匆忙,低头看看路边的花花吧。心之所向,无惧道阻且长!共勉!

6-4 患者分享

Mark 我的第一个五周年纪念

韶 红

大家好,我是Dorothy,桃乐丝,有人叫我桃子,更多的人叫我乐丝。70后,乳腺癌术后5年。

曾经,我是在外企500强摸爬滚打了10余年的小强,在工作中三头六臂,独当一面,经常一边戴着耳机开电话会议、一边码着邮件;受传统教育的影响,我的个性比较随和、懂事是我从小到大被贴的标签,所以婚后,我一直和公公婆婆同住一个屋檐下,相夫教子、和和气气地经营着一个三代五口的大家庭。

事业有成、家庭美满、孩子可爱,我常常在微信朋友圈晒晒我的美好生活。

2014年9月,在我从外企辞职半年后,机缘巧合地发现自己得了乳腺癌,当时的我完全手足无措,没了主意。只记得当时的我很消极,看着走廊里贴着的5年生存率大于90%、10年生存率接近90%……感觉自己的生命到了倒计时阶段。老公可能跟我一样蒙圈,但他装作很冷静的样子,和医生一起帮我制订了一系列个性化治疗方案。

没有比较就没有伤害，既然做不到置身事外，那就物理隔断，看看视频、听听音乐打发时间……这是治疗过程中，我那位不善表达的理工男老公经常教我"如何做"。其实，如果在这个之前，先有个抱抱、能说句"不怕、有我在"……我肯定会更加容易接受。

随着化疗药物剂量的累积，头发掉了，好友陪我去理发店剃了个光头，她笑说我是仅次于宁静的"光头美女"。我还有好几个这样的生死之交，随时接受我的吐槽，把我的情绪看得比她们自己的还重要，挤出时间来逗我乐。

孩子是我要保护，更是我要教育的。那年她才一年级，我错过了她的入学仪式。没有门牙的呆萌女儿没有嫌弃光头的我，经常帮我用保鲜膜包裹PICC置管，让我可以洗澡。直到最后一次化疗的前一晚，我特地让她包裹，并告诉她明天化疗就将结束，这个管子可以拔出来了。感谢小妞这一路的陪伴，旁人在朋友圈看到的那个幸福小公主，其实内心是无比强大的。

我的睡眠一直不好，医生控制量地帮我配了舒乐安定（艾司唑仑），并开玩笑地告诉我，就算全部吃下去最多也就睡几天，死不掉的。哈哈，好一个笑看风云的医生，帮我缓解了焦虑也放下了顾虑。几年来，我控制用药，从每天一粒到几天一粒，仅作为安抚剂，改善睡眠质量，因此没有产生太大的依赖性。

五年间，我的定期检查从每三个月一次延长到六个月一次，每次检查前还是难免会有些担忧，但只要结果一通过，我就会在朋友圈许个愿，顺便给自己一个奖励，来一次或近或远的说走就走的旅行。老公有空就一起，没空就带着孩子，再没空，我一个人旅行，视频分享。我去了很多之前没去过的地方，一边行走一边感慨宇宙之大，人类之渺小；美好之永恒，痛苦之短暂。

生病，其实是身体给自己的一个提醒，提醒重新审视自己，感觉自己的需求，觉察并修正自己的状态。

我听到了内心需要一个独立小家的声音，我坚定地把自己的想法传达给了老公，并获得了老公的支持，很快新建了自己的窝。我们各自承担着力所能及的家务，下载各种网购APP，看着菜单做菜，改变传统的饮食习惯到少油、少盐、高质量、低碳水。

养病太久，身体机能随之退化，40岁不到就得了50肩，连穿衣服都需要帮忙。我为自己找了健身教练，帮助恢复肩背的功能。从散步到快走，从瑜伽到游泳，有时候为了寻找平衡点我会在瑜伽球上专注地摇晃15分钟。循序渐进，终于慢慢恢复成为一个能够生活自理的健全人。如今最日常的运动便是和我家小狗一起散步、变速跑。

朋友的公司需要可靠的小伙伴"看家"，开出"不需要坐班，有工资无压力"的条件来邀请我加入，我抱着闲着也是闲着的心态去发挥余热。这时我才发现500强企业家大业大，工作分工细致，每个人只要做好自己的一点点业务即可。而现在的公司，规模虽小，却五脏俱全，我从原本的采购跨界到掌管销售合同、处理客户订单，正好把整条供应链从头到尾完美地串起来，甚至还涉及财务、人事等范畴。边做边问，边学边做，几年下来发现自己学到了很多。每次去公司，还会被90后同事科普新事物、新词汇，感觉自己也年轻了很多。

闲暇之余我去学国画、书法、插花，不管是作画还是写字，都需要专注投入，调节气息屏息凝神，这既是对自己最好的调节，也是对孩子的言传身教。每每完成一幅作品，都有满满的成就感。本来就爱好摄影，渐渐学习构图、光线。其实，美的东西都是相通的，从美好的视角看世界，世界中处处皆是美好，而忙碌的生活，有时候也是需要留白的。

生病之后，最放不下的是孩子，一直很急迫地想教会她"坚强""独立"。但随着孩子渐渐长大，之前太多的急迫任务使得她坚强而倔强，独立而排外。伴随着青春期的猛烈袭来，我们的友谊之船经常说翻就翻。为此，我又开始了新的探索，参加儿童心理研修班、解密青春期家长课堂、鼓励咨询师培训班，一次又一次为自己赋能，重新审视自己的初衷，我要传递给孩子的究竟是什么？截至现在，最新的感悟是"爱"，让孩子感受到"最单纯的爱"，安全的依恋关系才是健全人格的坚实基底。所以，我陪着孩子一起学习，坐在教室后面蹭课，听古今中外的有趣故事、感悟之间通达的道理；和她"比赛"、挑战阅读全英文版的哲学史；为了配合老师筹备小学毕业演出，我和家委会的伙伴们有整整1

个月每天去学校"操练"那群熊孩子，演出当天，看到45个"熊孩子"变身为天使，站在舞台上意气风发地合唱着"少年强则国强……"，台下的老母亲们深深地被感动和震撼了，个个热泪盈眶。于我，没有送她入学，但我做到了送她毕业！刚开学的9月，孩子踏入了她心仪的学校，那是她通过自己的努力而获得的机会，而我要做的就是全力支持、陪伴她踏上充满阳光的新征途。

最后，把我在课堂上学到的一句话分享给大家："你对于发生在自己身上的事情没有太多的掌控权，但是你永远都可以掌控让这些事情如何影响你。"

前方会有更多的路要走，无问西东，坚持做自己觉得有意义的事情、做觉得对自己有意义的事情……无憾地活在当下！

专家点评

　　一字一句地读完四位患者朋友的分享，细细品味她们字里行间透出的情绪情感，她们的文字代入感极强，她们经历的一幕幕似乎也浮现在脑海中，这些经历也带给我"自洽""自强""自得"等诸多启示，相信这些启示可以帮助我和广大乳腺癌患者走好漫漫人生路。

　　自洽：刚得知患病的消息，她们也有否认、恐惧等情绪，但她们并没有坐以待毙，而是在诊治、康复的过程中积极调整心态，接纳自己患病的事实、满怀希望和乐观、主动沟通、乐于分享、家人支持、自助助人。自洽，可以说是她们患病后仍然活得健康、活得精彩的心理基础。

　　自强：几位患者朋友的经历堪称自强的典范，从患病的逆境和治疗的痛苦中，主动做出对自己最有益的选择，用自己的方式一步步走出来，并且成就了不一样的精彩生活。不论是积极配合治疗、主动调整生活方式、坚持康复锻炼和运动、承担家庭责任和社会责任等，自强构成了她们活出健康、活出精彩的行动基石。

　　自得：怡然自得。在患病诊治和康复过程中，从个人生活、家庭生活、工作生活和志愿者生活等各个方面都能看到浓浓的满足感，在战胜一个个困难、迈过一道道坎后也有足足的成就感，怡然自得，这也构成了她们活出健康、活出精彩的心态基石。

　　"自洽""自强""自得"，仅是笔者从四位患者朋友与疾病抗争的经历和故事中展现精神的冰山一角，尚有诸多值得参考和商榷的地方，但仅仅是这一点参悟，也足以帮助我走好人生路的每一步。再次感谢四位患者朋友乐于将自己的故事分享给每一个需要帮助的人。